MISSION WUNSCHFIGUR

Schlanker, fitter, leichter!

MIT REVOLUTIONÄRER WISSENSCHAFT

NACHHALTIG ZUM WUNSCHGEWICHT

Inhaltsverzeichnis

PROLOG:

Wenn du dieses Buch in die Hand genommen hast, dann gibt es dafür einen guten Grund.

Vielleicht würden einige Leute behaupten, du seist faul oder nicht bereit, dich genug anzustrengen. Aber weißt du, was ich denke? **Du bist nicht faul - du bist effizient.**

Und das ist eine Fähigkeit, die nicht jeder besitzt.

Warum sollten wir uns stundenlang im Fitnessstudio abmühen, Gewichte stemmen, bis die Gelenke schmerzen, oder endlose Kilometer laufen, bis die Knie nachgeben?

Warum sollten wir uns mit irgendwelchen merkwürdigen Diät-Shakes quälen, die am Ende nur den gefürchteten Jojo-Effekt auslösen und uns krank werden lassen?

Ich meine, ernsthaft: Wer hat Lust auf ewiges Kalorienzählen, auf die Kohlsuppendiät, Keto, Low Carb und was es sonst noch alles gibt? All diese Dinge fühlen sich an wie Strafen - nicht wie Lösungen.

Aber ich verrate dir etwas.

Es geht auch anders. Es geht einfacher, cleverer und vor allem...

Es geht, ohne dein Leben komplett auf den Kopf zu stellen.

Stell dir vor, du sitzt mit deinen Freunden im Kino und genießt eine Portion Nachos. Du gehst mit deinen Liebsten zum Italiener und schreckst nicht davor zurück, Pasta zu bestellen. Und ja, du gönnst dir hin und wieder ein Eis auf der Couch, ohne ein schlechtes Gewissen zu haben.

Klingt nicht so, als dass man dabei auch noch richtig abnehmen könnte?

Doch genau das ist es, was dich in den nächsten Kapiteln erwartet:

Ein Weg, wie du abnehmen kannst, ohne dein Leben zu opfern.

Doch vorher möchte ich dir noch jemanden vorstellen, der jahrelang versucht hat, mit klassischen Diäten und Sport abzunehmen. Jedes Mal, wenn er begann, war er voller Hoffnung. Jedes Mal wurde er enttäuscht. Die Waage bewegte sich kurz nach unten, nur um dann wieder nach oben zu schnellen. Der ständige Druck, die ständigen Rückschläge - und dann das Lachen, die Blicke, die ihm sagten, dass er nicht genug tut. Die Gelenkschmerzen, die es fast unmöglich machten, morgens aus dem Bett zu kommen. Der Schmerz, im Spiegel jemanden zu sehen, den er kaum noch erkannte.

Aber eines Tages, nachdem er fast schon aufgegeben hatte, entdeckte er etwas. Es war kein magischer Trick, keine Wundermittel, die über Nacht alles änderten. Es war eine Kombination aus kleinen, einfachen Strategien, die er nach und nach in seinen Alltag einbaute. Keine anstrengenden Workouts. Keine restriktiven Diäten, bei denen er hungrig ins Bett gehen musste. Stattdessen ging er Schritt für Schritt vor.

Und diesmal fühlte es sich anders an. Es war nicht der übliche Kampf gegen seinen Körper, sondern eine Zusammenarbeit mit ihm. Er merkte, dass er keine endlosen Stunden auf dem Laufband verbringen musste, um Resultate zu sehen. Es waren die kleinen Veränderungen, die jeder ohne Sport und Schwitzen sowie ohne Diäten, Ernährungsumstellung oder Verzicht umsetzen kann. Anfangs waren die Fortschritte klein, fast unmerklich. Aber dann passierte es:

Er näherte sich zögerlich seinem Erzfeind, der Waage. Nach kurzem Verschnaufen stellte er sich darauf und ... sie zeigte tatsächlich spürbar weniger an. Noch kein gigantischer Sprung, aber es war der erste Schritt. Er sah in den Spiegel, und etwas in seinem Gesicht hatte sich verändert. Es war nicht nur die Zahl auf der Waage. Es war, als ob er plötzlich wieder Hoffnung sah.

Woche für Woche machten sich diese kleinen Veränderungen bemerkbar. Die Hosen, die er längst abgeschrieben hatte - die, die zuvor ganz hinten im Schrank, im Keller oder in der Garage vergraben waren - passten langsam wieder. Es war kein schneller Prozess, aber das war es auch nicht, worum es ging. Es war ein echter Fortschritt, einer, der blieb.

Das Beste daran? Er fühlte sich lebendig. Zum ersten Mal seit Jahren fühlte er sich nicht mehr als Gefangener seines eigenen Körpers. Er schaute in den Spiegel und sah eine Version von sich selbst, die er fast vergessen hatte. Der Gang an den Strand, der Besuch im Schwimmbad - all diese Situationen, die früher von Scham und Unsicherheit geprägt waren, waren plötzlich wieder Möglichkeiten. Er hatte keine Angst mehr davor, sich zu zeigen. Im Gegenteil, er wollte gesehen werden.

Und vielleicht kannst du es dir denken:

Diese Person bin ich.

Und wenn ich das geschafft habe, dann kannst du das auch.

Versprochen.

Was wäre, wenn ich dir sagen würde, dass du mit ein paar cleveren Tricks aus der aktuellen Wissenschaft und Stoffwechselforschung deinen Alltag kaum verändern musst, um sichtbare Erfolge zu sehen? Du musst nicht dein ganzes Leben umkrempeln. Du musst nur lernen, smarter vorzugehen.

Bist du bereit, deine eigene Mission Wunschfigur zu starten? Dann schnall dich an - es wird einfacher, als du denkst. Und die Resultate? Die werden dich überraschen.

DEINE MISSION - 10 KG IN 10 WOCHEN (UND MEHR)

Wenn du dieses Buch in die Hand genommen hast, dann bist du bereit für eine Veränderung. Aber keine Sorge - du musst dafür keinen Marathon laufen oder strenge Diäten befolgen. Stattdessen nimmst du an einer Mission teil. Einer Mission, die darauf ausgelegt ist, dir zu zeigen, wie du clever und effizient abnehmen kannst - ohne dein Leben komplett auf den Kopf zu stellen.

Hier geht es nicht um komplizierte Programme oder starre Regeln. Es geht um smarte Strategien, die du flexibel und sofort anwenden kannst. Strategien, die dir ermöglichen, dein Ziel von 10 kg Fett in 10 Wochen zu erreichen - oder sogar noch deutlich mehr, wenn du die Kraft dieser Methoden voll ausschöpfst.

Das Ziel: 10 kg Fett in 10 Wochen!

10 kg in 10 Wochen klingt vielleicht nach einem ambitionierten Ziel, aber es ist machbar. Du wirst sogar feststellen, dass du mit den richtigen Ansätzen und

Tools, die ich dir in diesem Buch zeige, vielleicht sogar mehr als nur 10 kg verlieren kannst.

Hier geht es nicht darum, dass du dich Woche für Woche auf neue Methoden einstellen musst. Stattdessen gebe ich dir in den nächsten Kapiteln alle Werkzeuge an die Hand, die du brauchst, um sofort loszulegen. Und du entscheidest, wie du sie kombinierst und einsetzt. Es gibt keine festgelegten Pläne oder strikte Vorgaben. Du bist derjenige, der den Weg steuert. Du kannst die Strategien flexibel auf deinen Alltag abstimmen und sofort damit beginnen, das zu tun, was sich für dich am besten anfühlt.

Du wirst schnell merken, dass diese Freiheit der Schlüssel zum Erfolg ist. Keine quälenden Ernährungsumstellungen, keine endlosen Stunden im Fitnessstudio - sondern simple, kraftvolle Strategien, die du direkt umsetzen kannst.

Kalorien und Fett - Der Grund, warum es funktioniert:

Bevor wir zu den Details kommen, lass uns kurz darüber sprechen, wie Fettabbau überhaupt funktioniert. Kalorien sind nämlich nicht der Feind, der uns in übergewichtige Figuren verwandeln will, sondern erstmal nur eine Maßeinheit für Energie. Dein Körper verbraucht Energie für alles, was du tust - ob du atmest, denkst oder dich bewegst. Wenn du mehr Kalorien in Form von Nahrung zu dir nimmst, als dein Körper braucht, speichert er diese überschüssige Energie als Fett.

(Jap. genau dort, wo wir es nicht haben wollen.)

Umgekehrt gilt:

Wenn du mehr Kalorien verbrennst, als du zu dir nimmst, greift dein Körper auf seine gespeicherten Fettreserven zurück. Ein Kilogramm Fett entspricht dabei etwa 7000 Kalorien. Das bedeutet, um 10 kg Fett in 10 Wochen zu verlieren, musst du 70000 Kalorien einsparen oder zusätzlich verbrennen.

Klingt viel, oder?

Aber wenn du es herunterbrichst, entspricht das „nur" 1000 Kalorien pro Tag - und genau hier setzt deine Mission an.

Die Strategien in diesem Buch werden dir helfen, diese 1000 Kalorien pro Tag auf clevere und unmerkliche Weise zu sparen oder zusätzlich zu verbrennen. Das Beste daran: Du kannst die Strategien nach Belieben kombinieren, sodass sie sich perfekt in deinen Alltag einfügen. Du wirst sehen, wie leicht es ist, ohne großen Aufwand oder Verzicht deine Ziele zu erreichen.

Fortschritt verfolgen – Aber bitte ohne Stress

Einen Teil deiner Mission wirst du durch das Verfolgen deines Fortschritts bestimmen. Aber das bedeutet nicht, dass du dich täglich auf die Waage stellen, Kalorien zählen oder deine Glaubenssätze zum Abnehmen mit einem Journal besprechen musst.

(Wenn dir das allerdings guttut und Freude bereitet, dann nur zu.)

Wenn du es einfach und effizient magst, dann ist es ideal sich nur einmal pro Woche zu wiegen, um einfach realistische Ergebnisse zu sehen. Denn das Gewicht kann von Tag zu Tag schwanken - abhängig von Wassereinlagerungen oder dem, was du zuletzt gegessen hast.

Um deinen Fortschritt präzise zu messen, solltest du dich immer zu denselben Bedingungen wiegen. Zum Beispiel jeden Sonntagmorgen, nachdem du aufgestanden bist, zur Toilette gegangen bist und noch nichts gegessen oder getrunken hast. So bekommst du ein klares Bild deiner Fortschritte - und kannst deine Erfolge feiern, ohne dich von täglichen Schwankungen frustrieren zu lassen.

Was du jetzt tun solltest?

Vielleicht ahnst du es:

Denn heute machen wir eine Ausnahme. Wenn du nicht gerade im Bus, in der Uni, im Büro oder im Theater sitzt, dann wirf dich für einen Moment aus deinen Klamotten und stell dich auf die Waage.

Du brauchst vorher auch nicht auf Toilette gehen und es ist für den Moment auch egal, was du gerade gegessen oder getrunken hast.

Lass uns einfach dein Startgewicht festlegen und das ist besser, wenn du es sofort tust, als wenn du jetzt glaubst, bis Sonntag warten zu müssen, wobei gerade Montag ist.

Es ist also egal, welche Tag wir heute haben oder welche Voraussetzungen gegeben sind. Halte jetzt dein Startgewicht fest. Es reicht, wenn du es in die Notizen-App von deinem Smartphone schreibst.

SO SICHERST DU DIR MAXIMALE ERGEBNISSE DURCH DIESES BUCH

Die Methoden, die du in diesem Buch findest, sind alle für sich genommen extrem wirkungsvoll. Tatsächlich könnte schon eine dieser Techniken ausreichen, um dein Ziel zu erreichen. Aber, wie du dir vorstellen kannst, könnte das auf Dauer ziemlich eintönig oder sogar anstrengend werden. Und das wollen wir nicht, oder?

Genau deshalb solltest du dir aus diesem Buch das herausnehmen, was dir am besten gefällt - wie bei einem Buffet. Du wählst aus, welche Methoden du in deinen Alltag integrierst, und machst sie dir zunutze. Das gibt dir nicht nur Abwechslung, sondern bringt auch den größtmöglichen Erfolg.

Der Synergie-Effekt: 1 + 1 = 3

Es ist wichtig zu verstehen, dass die Techniken in diesem Buch nicht nur additiv wirken. Das bedeutet, dass 1+1 hier nicht einfach 2 ergibt. Die Methoden beflügeln einander, sodass 1+1 gleich 3 wird. Kombinierst du mehrere Strategien, verstärken sie sich gegenseitig und beschleunigen deine Erfolge noch mehr.

Merke dir: Lass es nicht stressig oder eintönig werden und nutze verschiedene Techniken, um deine Mission noch schneller und effizienter zu bewältigen.

Gewohnheiten sind dein Freund

Keine Sorge, ich werde dich hier nicht mit langen Vorträgen über „gute" und „schlechte" Gewohnheiten langweilen. Schließlich habe ich dir mit diesem Buch versprochen, dass du dein Leben nicht auf den Kopf stellen musst, um dein Ziel zu erreichen.

Und das Versprechen halte ich.

Aber was wäre, wenn du die Techniken in diesem Buch so in deinen Alltag einbauen könntest, dass sie quasi automatisch ablaufen? Wenn sie zu einer Gewohnheit werden, die dich keinen zusätzlichen Aufwand kostet? Das ist das Geheimnis, um langfristig und ohne Stress Erfolge zu erzielen.

Am Ende jedes Kapitels werde ich dir eine kleine, aber wirkungsvolle Gewohnheits-Technik zeigen, die dir hilft, die Tools leicht in deinen Alltag zu integrieren. So wird es dir einfacher fallen, die kleinen Veränderungen zu etablieren - und bevor du es merkst, erreichst du deine Ziele ohne großen Aufwand.

Eine letzte Bitte, bevor wir in die Praxis gehen:

Es kann vorkommen, dass du dir eine Strategie ansiehst und dir denkst: *„Kenne ich schon."* oder *„Ist doch logisch."*

Das ist vollkommen normal, weil nicht alles, was du hier liest, brandneu für dich sein muss. Vielleicht hast du einige dieser Dinge schon mal gehört oder sogar selbst getestet.

Aber hier ist der entscheidende Punkt:

Diese Dinge funktionieren. Und deswegen möchte ich dich um etwas bitten:

Lies dir die jeweilige Strategie dennoch vollständig durch. Wenn du sie schon kennst, überlege dir, warum du sie bisher nicht wirklich umgesetzt hast. Genau hier liegt oft der Schlüssel:

Nicht in der Information, sondern in der Aktion.

Lass dieses Buch auf dich wirken, lass die Strategien zu dir durchdringen und gib ihnen die Chance, auch dein Leben zu verändern.

Auch das gehört zu deiner Mission.

Viel Freude auf dieser Reise.

Dein Andrew Roberts

#1 STRATEGIE: KÄLTE IST DEIN FREUND

Es war mitten im Winter, und eine Gruppe von Soldaten kämpfte sich durch das eisige Gelände. Der Wind pfiff durch ihre Uniformen, und die Kälte kroch unaufhaltsam in ihre Knochen. Ein erfahrener Kommandant, der seine Männer beobachtete, wusste, dass Kälte eine der größten Bedrohungen auf dem Schlachtfeld war. Er erinnerte sich an eine alte Regel, die ihm sein Ausbilder eingeschärft hatte: **„Wenn du in der Kälte bist, friere nicht, sondern zittere dich warm!"**

Zuerst erschien das den Soldaten wie ein Widerspruch. Wie sollte man sich „warm zittern", wenn der Körper doch offensichtlich fror? Doch je länger sie es probierten, desto besser verstanden sie es. Das Zittern war keine Schwäche - es war der Weg des Körpers, Energie zu produzieren. Sie spürten, wie ihre Muskeln sich anspannten und die Körpertemperatur langsam wieder anstieg.

DER THERMOGENE EFFEKT

Kälteexposition - oder einfach das Vermeiden von Überhitzung - ist eine der wirkungsvollsten Methoden, um den Stoffwechsel zu aktivieren und Fett zu verbrennen. Das Geheimnis hinter dieser Technik liegt in der Art, wie der Körper auf Kälte reagiert.

Nämlich wie bei den Soldaten: Durch Zittern und das Bestreben, die Körpertemperatur anzuheben. Die Folge? Energieverbrauch, also das Verbrennen von Kalorien und dem damit verbundenen Fettabbau.

Doch Fett ist nicht gleich Fett: Dein Körper hat zwei Arten von Fett: **weißes Fett** und **braunes Fett**. Weißes Fett ist das, was du loswerden willst - es speichert überschüssige Energie und sitzt als Polster unter der Haut. Braunes Fett hingegen ist dein geheimer Verbündeter. Es hat die Fähigkeit, Kalorien zu verbrennen, um Wärme zu erzeugen. Wenn du Kälte ausgesetzt bist, wird dein braunes Fett aktiviert, und dein Körper beginnt, Kalorien zu verbrennen, um die nötige Energie für die Wärmeerzeugung zu liefern (Celi, 2009; van Marken Lichtenbelt et al., 2009).

WARUM FUNKTIONIERT DAS?

Der Körper ist darauf ausgelegt, sich selbst zu schützen. Wenn du dich der Kälte aussetzt, versucht er, deine Kerntemperatur aufrechtzuerhalten. Dazu setzt er Energie in Form von Kalorien ein. Diese Energie wird aus deinen Energiereserven gezogen, was zu einem erhöhten Kalorienverbrauch führt.

Interessanterweise wirkt Kälteexposition nicht nur während der Zeit, in der du tatsächlich frierst. Dein Körper arbeitet auch noch Stunden nach der Kälteexposition weiter, um sich wieder aufzuwärmen - das nennt man den **Nachbrenneffekt** (Haman et al., 2005).

Das Zittern, das viele von uns für unangenehm halten, ist tatsächlich ein Zeichen dafür, dass dein Körper hart arbeitet. Zittern verbrennt Kalorien, weil deine Muskeln Energie verbrauchen, um Wärme zu erzeugen (Haman et al., 2005).

WIE DU DIR DEN THERMOGENEN EFFEKT ZUNUTZE MACHST

Eine der einfachsten und gleichzeitig effektivsten Methoden, um den thermogenen Effekt zu aktivieren, ist es, deinen Körper bewusst etwas kühler zu halten. Überhitzung raubt uns eine natürliche Möglichkeit, Kalorien zu verbrennen. Dein Körper ist darauf ausgelegt, sich an unterschiedliche Temperaturen anzupassen, und wenn du ihn nicht ständig warm hältst, zwingst du ihn, mehr Energie - sprich Kalorien - zu verbrauchen, um seine Temperatur zu regulieren.

ZIEH DICH (NICHT ZU) WARM AN!

Stell dir vor, es ist Herbst oder Winter. Die meisten Menschen drehen die Heizung hoch und packen sich warm ein, um die Kälte komplett auszusperren. Doch was passiert, wenn du genau das Gegenteil tust? Wenn du stattdessen deine Wohnung nicht überheizt und dich etwas leichter kleidest?

Das Ziel ist, den Körper leicht zu fordern, aber nicht so stark, dass du fröstelst oder krank wirst.

Ein Beispiel: Du könntest zu Hause im T-Shirt und kurzer Hose herumlaufen, auch wenn die Heizung nicht voll aufgedreht ist. So schaffst du eine Umgebung, in der dein Körper ein wenig mehr arbeiten muss, um sich warm zu halten, ohne dass du frierst oder dich unwohl fühlst.

Was passiert dabei im Körper? Dein Körper bemerkt die geringere Temperatur und beginnt, Energie zu verbrauchen, um deine Körperkerntemperatur aufrechtzuerhalten. Dies geschieht hauptsächlich durch die Aktivierung von braunem Fett, das die Aufgabe hat, Wärme zu produzieren (van Marken Lichtenbelt et al., 2009). Im Gegensatz zu weißem Fett, das lediglich als Energiespeicher dient, verbrennt braunes Fett Kalorien, um dich warm zu halten - genau der Effekt, den du haben willst, wenn du Fett abbauen möchtest

Elena (28):

"Ich hab die Heizung um ein paar Grad runtergedreht und laufe zu Hause jetzt in gemütlichen, aber leichteren Klamotten rum. Erst war's ungewohnt, aber inzwischen fühl ich mich pudelwohl. Meine

Schlafqualität hat sich verbessert, und ich hab sogar ein paar Kilos verloren, ohne groß was zu ändern."

Diese Methode ist besonders wertvoll, weil sie sich leicht in den Alltag integrieren lässt. Du musst dafür nichts an deinem Tagesablauf ändern - du passt einfach nur die Umgebungstemperatur etwas an. Und keine Sorge: Es geht nicht darum, dich extremen Kälteschocks auszusetzen. Die Idee ist, dass du deinen Körper sanft dazu bringst, zusätzliche Energie zu verbrennen, ohne dabei deinen Komfort zu sehr einzuschränken.

KÄLTER SCHLAFEN - SO VERBRENNST DU KALORIEN IM SCHLAF

Es gibt kaum etwas Besseres, als während des Schlafens Kalorien zu verbrennen - und genau das kannst du tun, wenn du in einem etwas kühleren Raum schläfst. Schlaf in einem Raum mit etwa **18°C** wurde in Studien mit einer höheren Aktivierung von braunem Fett in Verbindung gebracht (van Marken Lichtenbelt et al., 2009; Celi, 2009). Das bedeutet, dass dein Körper in der Nacht nicht nur regeneriert, sondern auch zusätzliche Kalorien verbrennt, weil er versucht, deine Körpertemperatur zu stabilisieren.

In einer Studie schliefen Probanden vier Wochen lang in einem Raum mit 18°C. Das Ergebnis war eine signifikante Zunahme der Aktivität von braunem Fett sowie ein höherer Kalorienverbrauch, obwohl die Teilnehmer ihren Alltag ansonsten nicht verändert hatten (Lee et al., 2014).

Wenn du dir diese Technik zunutze machen möchtest, sind hier einige praktische Tipps:

- **Temperatur anpassen:** Stelle die Raumtemperatur auf etwa 18°C ein, wenn du schlafen gehst. Achte darauf, dass du nicht zu warm eingepackt bist, aber auch nicht frierst. Ein leichter Pyjama oder T-Shirt und Shorts reichen oft aus, um diesen Effekt zu nutzen.
- **Bettdeckenwahl:** Verwende Bettdecken, die dich warmhalten, aber nicht überhitzen. Zu dicke Decken könnten den Effekt des kühlen Schlafens mindern.
- **Frische Luft:** Wenn möglich, lass ein Fenster leicht geöffnet oder sorge für eine gute

Belüftung des Raumes. Frische, kühle Luft unterstützt den Körper dabei, Energie zur Wärmeerzeugung zu nutzen.

Hinweis: Besserer Schlaf hilft übrigens generell beim Abnehmen, deswegen werden wir darauf in Kapitel 5 noch deutlich ausführlicher eingehen.

SCHOCK ODER SEGEN? DIE KALTE DUSCHE

Ben (34):

"Ich bin eigentlich eine Frostbeule, aber ich hab's einfach mal probiert und am Ende meiner Dusche das Wasser auf kalt gestellt. Nach ein paar Tagen wurde es zur Gewohnheit, und ich fühlte mich danach immer richtig erfrischt. Nebenbei hab ich gemerkt, dass ich weniger müde bin und schon 2 kg abgenommen hab."

Für viele Menschen klingt die Idee, freiwillig kalt zu duschen, abschreckend. Doch die positiven Effekte von kaltem Wasser auf den Körper sind nicht zu unterschätzen. Nicht nur fühlst du dich nach einer kalten Dusche erfrischt und wach, sondern du kannst auch durch die Aktivierung von braunem Fett eine spürbare Steigerung deines Kalorienverbrauchs erreichen (Celi, 2009). Der Schlüssel dabei: Langsam herantasten und den Körper an die Kälte gewöhnen.

Langsam starten: 30 Sekunden als Anfang

Der beste Weg, um kaltes Duschen in deinen Alltag zu integrieren, ist, es behutsam anzugehen. Du musst nicht sofort ins kalte Wasser springen - es reicht, wenn du dich anfangs für **30 Sekunden** am Ende einer lauwarmen Dusche unter das kalte Wasser stellst.

Diese kurzen Phasen der Kälte reichen aus, um den Körper bereits herauszufordern und den thermogenen Effekt zu aktivieren.

Was passiert dabei?

Kaltes Wasser aktiviert das braune Fett, welches dafür verantwortlich ist, Wärme zu erzeugen, um die Körperkerntemperatur stabil zu halten (Celi, 2009). Dabei verbrennt es Kalorien, ohne dass du dich körperlich anstrengen musst. Die Kälteexposition bewirkt außerdem, dass die Nebennieren vermehrt Adrenalin ausschütten, was den Fettabbau zusätzlich unterstützen kann (Celi, 2009).

Steigere dich auf 1-3 Minuten

Sobald du dich an die Kälte gewöhnt hast, kannst du die Dauer allmählich verlängern. Versuche, dich langsam auf **1-3 Minuten** kaltes Wasser am Stück zu steigern. Das mag anfangs herausfordernd klingen, aber du wirst schnell feststellen, dass dein Körper sich an die Kälte anpasst. Mit der Zeit wirst du den belebenden Effekt lieben.

Die Magie liegt im Zittern

Die wahre Magie der Kalorienverbrennung liegt allerdings nicht nur im kalten Wasser selbst - sie passiert durch das **Zittern**. Zittern ist der natürliche Reflex des Körpers, um Wärme zu erzeugen, wenn es kalt wird. Es ist eine automatische Muskelkontraktion, die Energie - sprich Kalorien - verbrennt (Haman et al., 2005).

Um den maximalen Effekt zu erzielen, kannst du das kalte Duschen mit gezieltem Zittern kombinieren.

Und so funktioniert es:

1. **Kalt duschen für 1-3 Minuten:** Beginne mit einer kalten Dusche und erhöhe die Dauer langsam, bis du dich an die Kälte gewöhnt hast. Wenn du Zittern spürst, kannst du versuchen, noch eine Minute auszuhalten.
2. **Aus der Dusche raus - aber nicht abtrocknen:** Nachdem du die Kältephase beendet hast, steig aus der Dusche, aber trockne dich nicht ab. Bleibe für **2-3 Minuten** im Raum stehen und lass deinen Körper auf natürliche Weise zittern. Dies ist der Moment, in dem dein Körper Höchstleistung erbringt, um Wärme zu erzeugen und dabei Kalorien zu verbrennen (Haman et al., 2005).
3. **Zurück in die Kälte:** Nachdem du zitternd für ein paar Minuten draußen warst, geh zurück unter das kalte Wasser und wiederhole den Prozess für weitere **1-3 Minuten**. Du kannst diesen Zyklus mehrmals durchlaufen, idealerweise **3-4 Mal**, um den Kalorienverbrauch zu maximieren.

Bei jeder dieser Sitzungen verbrennst du pro Minute 6-12 Kalorien, so viel wie beim Krafttraining!

Max (40):

"Anfangs dachte ich, kalte Duschen wären nichts für mich. Aber ein Kumpel hat so davon geschwärmt, dass ich's ausprobiert hab. Jetzt will ich's nicht mehr missen! Ich fühl mich morgens wacher, meine Haut sieht besser aus, und ich hab in 5 Monaten 4 kg verloren."

Wie oft solltest du das einsetzen?

Für optimale Ergebnisse empfehle ich, kaltes Duschen etwa **3 Mal pro Woche** in deine Routine zu integrieren. Dies reicht aus, um den Stoffwechsel in Gang zu bringen und die Fettverbrennung zu fördern, ohne dass du dich überforderst. Wenn du ambitionierter bist, kannst du die Frequenz auf bis zu **5 Mal pro Woche** erhöhen, abhängig davon, wie stark du deinen Stoffwechsel ankurbeln möchtest und wie gut du mit der Kälte umgehen kannst.

Wichtiger Hinweis: Stell das Wasser nicht zu kalt ein!

Es ist nicht notwendig, die Dusche auf eiskalt zu stellen. 10-15 Grad reichen aus, um Resultate zu sehen.

Tatsächlich kann es kontraproduktiv sein, wenn das Wasser zu kalt ist. Zum einen könnte es deinem Herz-Kreislauf-System schaden, wenn dein Körper zu schnell und zu stark auf die Kälte reagieren muss. Zum anderen gewöhnt sich dein Körper bei zu starker Kälte schneller an den Reiz, was dazu führt, dass die Effizienz der Kälteexposition nachlässt (Celi, 2009).

Halte das Wasser also kühl, aber nicht eisig – **der Effekt liegt in der Dauer und im Zittern**, nicht in der extremen Kälte.

Tabelle: Geschätzter Kalorienverbrauch durch Kälteexposition

Aktivität	Zusätzlicher Kalorienverbrauch (kcal)
Kalt duschen (5 Minuten bei 15°C, mit Zittern)	ca. **30–60 kcal** pro Sitzung
Raumtemperatur auf 18°C senken	ca. **60–100 kcal** pro Tag
Schlafen bei 18°C Raumtemperatur	ca. **50–80 kcal** pro Nacht
Leichtere Kleidung im Alltag tragen	ca. **40–70 kcal** pro Tag

Hinweis: Die tatsächlichen Werte können je nach individuellem Stoffwechsel, Körperzusammensetzung und persönlicher Kälteanpassung variieren.

VORTEILE DES KALTEN DUSCHENS

Neben der erhöhten Kalorienverbrennung und der Aktivierung von braunem Fett gibt es viele andere positive Nebeneffekte, die mit kaltem Duschen einhergehen:

- **Verbesserte Durchblutung:** Kaltes Wasser regt die Blutzirkulation an, was dazu beiträgt, dass mehr Sauerstoff und Nährstoffe in die Zellen gelangen (Khurana et al., 2006).
- **Stärkung des Immunsystems:** Regelmäßige Kälteexposition kann das Immunsystem stärken, da es den Körper trainiert, sich schneller an wechselnde Umgebungen anzupassen (Shevchuk, 2008).
- **Bessere Erholung nach dem Sport:** Kalte Duschen können Muskelkater lindern und die Erholung nach dem Training beschleunigen, indem sie Entzündungen reduzieren (Bleakley & Davison, 2010).
- **Verbesserte Stimmung:** Kälteexposition sorgt für einen Adrenalinschub, was nicht nur den Fettabbau unterstützt, sondern auch die Stimmung hebt und dich energiegeladener in den Tag starten lässt (Shevchuk, 2008).

Klingt gut? Es wird noch besser:

Studien legen nahe, dass Kälteexposition deinen Kalorienverbrauch um etwa **150 bis 400 kcal** pro Tag steigern kann (van Marken Lichtenbelt et al., 2009; Yoneshiro et al., 2013). Diese Zahl mag zunächst nicht riesig erscheinen, aber lass uns das mal in den richtigen Kontext setzen:

Durch diese Technik allein kannst du über eine Woche hinweg **950 bis 2.800 kcal** zusätzlich verbrauchen, ohne zusätzliche Diäten oder Workouts.

DOCH WAS BEDEUTET DAS KONKRET FÜR DEINEN FETTABBAU?

Durch die regelmäßige Anwendung von Kälteexposition, sei es durch kalte Duschen, das Senken der Umgebungstemperatur oder kühleres Schlafen, kannst du wöchentlich etwa **0,1 bis 0,4 kg** Fett verlieren. Das mag im ersten Moment wenig klingen, aber lass mich dir etwas erklären:

0,4 kg Fett pro Woche bedeutet auf das Jahr hochgerechnet einen Verlust von etwa **20 kg Fett**, ohne dass du eine radikale Diät einhalten musst. Das ist ein signifikanter Gewichtsverlust, der nachhaltig und ohne großen Aufwand erreicht werden kann.

Und das Beste daran ist, dass diese Methode absolut nachhaltig ist. Der Fettabbau erfolgt langsam, aber stetig, und das bedeutet, dass du nicht nur kurzfristige Erfolge erzielst, sondern langfristig deinen Stoffwechsel in Schwung bringst.

MERKE DIR:

- **Nutze den thermogenen Effekt**, um mehr Kalorien zu verbrauchen.
- **Ziehe dich nicht zu warm an** und heize deine Wohnung nicht höher, als sie muss. Halte dich bewusst etwas kühler, um deinen Körper zu aktivieren.
- **Reduziere die Temperatur in deinem Schlafzimmer auf 18°C**, um Kalorien zu verbrennen, während du schläfst (van Marken Lichtenbelt et al., 2009; Lee et al., 2014).
- **Nutze kurze Schlafkleidung** und eine Zudecke, die dich nicht auskühlen lässt, aber auch nicht überhitzt. So hältst du deinen Körper optimal im "Arbeitsmodus".

- **Nutze kalte Duschen** und zittere bewusst, um Kalorien zu verbrennen. Das Zittern ist dein Verbündeter im Fettabbau (Haman et al., 2005).
- **Dusche nicht zu kalt**, damit dein Körper nicht zu schnell gegenüber der Kälte abstumpft und um dein Herz-Kreislauf-System zu schonen.

SO INTEGRIERST DU DAS BESTMÖGLICH IN DEINEN ALLTAG

Die Sache mit dem Heizen und Schlafen bekommst du sicher leicht hin, oder? Den Thermostat runterzudrehen und die Raumtemperatur auf 18°C zu halten, ist eine einfache und wirkungsvolle Möglichkeit, Kalorien zu verbrennen, während du deinen Alltag lebst.

Das kalte Duschen und bewusste Zittern mag auf den ersten Blick zeitaufwendiger erscheinen, aber hier gibt es einfache Tricks, um die Pausen effizient zu nutzen.

Während du in den Zitter-Intervallen nach einer kalten Dusche stehst, nutze diese Zeit, um deine Zähne zu putzen oder erledige kleine Aufgaben wie das Bad zu reinigen. So vergeht die Zeit schneller, und du hast nicht das Gefühl, die Minuten zu vergeuden. Außerdem hast du direkt einen doppelten Effekt: Du verbrennst Kalorien und erledigst Dinge, die ohnehin gemacht werden müssen.

Nicht jeder reagiert gleich auf Kälte. Wichtig ist, dass du die Methoden an deine Bedürfnisse und deinen Alltag anpasst. Wenn du sehr kälteempfindlich bist, konzentriere dich vielleicht zunächst auf das kältere Schlafen oder das Senken der Raumtemperatur. Bei gesundheitlichen Bedenken, insbesondere Herz-Kreislauf-Problemen, konsultiere vorab einen Arzt.

Spezial-Tipp: Du kannst das kalte Duschen auch in deine Morgenroutine integrieren. Nach dem Aufstehen und vor dem Start in den Tag ist es ein super Kickstart für deinen Stoffwechsel und versorgt dich mit einem Energieschub, der den ganzen Tag anhält.

HÄUFIG GESTELLTE FRAGEN:

Ich friere schnell und mag keine Kälte. Gibt es trotzdem Möglichkeiten, diese Strategie anzuwenden?

Ja, du kannst langsam anfangen, zum Beispiel die letzten 30 Sekunden deiner Dusche auf kühl stellen oder die Raumtemperatur leicht senken. Schon kleine Anpassungen können einen Effekt haben, ohne dass du dich unwohl fühlst.

Ich habe gesundheitliche Probleme. Sollte ich Kälteexposition trotzdem versuchen?

Wenn du gesundheitliche Bedenken hast, insbesondere Herz-Kreislauf-Probleme, solltest du vorher mit deinem Arzt sprechen. Er kann dir sagen, ob diese Methode für dich geeignet ist.

Kann ich stattdessen auch kalte Bäder nehmen, oder ist Duschen besser?

Kalte Bäder können ebenfalls wirksam sein, sind aber intensiver. Für den Einstieg sind kalte Duschen oft angenehmer und leichter in den Alltag zu integrieren.

#2 STRATEGIE: DURCH NEAT DEINE MISSION ABSOLVIEREN

Kennst du auch diese Personen, die gefühlt immer unter Strom stehen? Die einfach nicht ruhig sitzen können, als ob sie eine innere Batterie haben, die niemals leer wird? Diese Menschen sind ständig in Bewegung, auch wenn es nur kleine Dinge sind - das Wippen mit dem Fuß, das Hin- und Herlaufen, während sie telefonieren, oder das nervöse Klicken mit dem Kugelschreiber.

Früher hätte man diese Menschen als „**Zappelphillipp**" bezeichnet. Vielleicht kennst du diesen Begriff noch aus deiner Schulzeit. Kinder, die kaum stillsitzen konnten, wurden damit in Verbindung gebracht. Heute würde man sie eher als „nervös" oder „hippelig" bezeichnen. Aber was auch immer das Etikett ist, ich bin mir sicher, dass du genau weißt, von welchem Typ Mensch ich spreche.

Und nun wage ich eine Wette:

Diese Menschen, die ständig in Bewegung sind, haben oft eines gemeinsam: Sie sind in der Regel schlank. Während viele von uns auf ihre Ernährung achten müssen und sich regelmäßig fragen, warum das Gewicht nicht purzelt, scheinen diese Menschen alles in sich hineinzustopfen, was sie wollen - von der Pizza über den Burger bis zur Tafel Schokolade - und trotzdem bleibt die Waage gnädig.

(Gemein, nicht wahr?)

Aber es gibt einen einfachen Grund dafür, und dieser Grund hat nichts mit Zauberei oder unfairen Genen zu tun. Der Schlüssel liegt in einem Prozess, der vielen nicht bewusst ist:

NEAT - 2000 KALORIEN VERBRENNEN OHNE SPORT

NEAT - **Non-Exercise Activity Thermogenesis** - ist das Geheimnis schlanker Menschen, die scheinbar mühelos ihr Gewicht halten. Studien zeigen, dass Menschen, die unbewusst viel zappeln, wippen oder ständig kleine Bewegungen machen, am Tag zwischen

350 und 700 Kalorien mehr verbrennen als Menschen, die ruhig sitzen (Levine et al., 1999; Levine, 2004).

Diese kleinen, oft kaum merklichen Bewegungen aktivieren den Fettstoffwechsel und erhöhen den täglichen Energieverbrauch. NEAT geht noch ein Stück weiter und umfasst alle Aktivitäten, die nicht bewusst als Sport ausgeführt werden, wie Gehen, Stehen, Haushaltsarbeiten oder eben auch das Wippen mit dem Fuß. Je nach Lebensstil verbrennen manche Menschen sogar **unglaubliche 2000 Kalorien mehr** – und das jeden Tag (Levine, 2004).

Stell dir vor: Während du im Büro sitzt und kaum einen Schritt gehst, zappeln oder wippen andere Menschen bewusst oder unbewusst und verbrennen dabei hunderte bis Tausende Kalorien extra. Diese unbewusste Aktivität, dieses konstante „in Bewegung bleiben", kann einen riesigen Einfluss auf deine Mission haben.

WARUM FUNKTIONIERT DAS?

NEAT funktioniert, weil kleine Bewegungen wie Zappeln, Wippen oder leichtes Herumlaufen deinen

Körper aktiv halten. Diese Bewegungen aktivieren dein sympathisches Nervensystem und lassen dein Gehirn **Adrenalin** freisetzen. Adrenalin hilft deinem Körper, Fett zu verbrennen und mehr Energie zu nutzen. Außerdem sorgen regelmäßige kleine Bewegungen dafür, dass deine innere Uhr gut funktioniert und bestimmte Gene aktiviert werden, die für die Fettverbrennung wichtig sind.

Jede Bewegung verbrennt Kalorien, und wenn du den ganzen Tag über viele kleine Bewegungen machst, summieren sich diese Kalorien schnell. Außerdem bleibt dein Stoffwechsel flexibel und passt sich nicht an einen niedrigen Energieverbrauch an. Das verbessert auch deine Insulinsensitivität, was wiederum die Fettverbrennung unterstützt. Zusätzlich fördern diese Bewegungen die Durchblutung, sodass deine Muskeln besser mit Sauerstoff und Nährstoffen versorgt werden. All diese Faktoren zusammen sorgen dafür, dass dein Körper effizienter Fett verbrennt und dein Gewicht leichter kontrolliert wird (Thosar et al., 2018).

WIE DU DIR NEAT ZUNUTZE MACHST

Hier sind einige effektive Methoden, mit denen du NEAT in deinen Alltag einbauen und ohne großen Aufwand zusätzliche Kalorien verbrennen kannst:

STEHEN STATT SITZEN – EIN NATÜRLICHER KALORIEN-BOOSTER

Stehen verbraucht bis zu **10–20 %** mehr Kalorien als Sitzen und verbessert zugleich die Durchblutung (Buckley et al., 2015). Ein bekanntes Hilfsmittel für den Alltag ist der Stehschreibtisch: Die Möglichkeit, zwischen Sitzen und Stehen zu wechseln, aktiviert deinen Stoffwechsel und bringt dich in Bewegung. Wenn du dir zusätzlich angewöhnst, ein Bein auf einem Hocker abzustellen, entlastet das die Wirbelsäule und stärkt die Muskulatur.

Besonders spannend: Meetings im Stehen verkürzen oft die Dauer und machen den Gedankenaustausch konzentrierter und effizienter – ein Vorteil für deine Produktivität und deine Gesundheit.

Nutze auch Wartezeiten, z. B. an einer Bushaltestelle. Wenn die Anzeigetafel „noch 10 Minuten" anzeigt, nutze die Gelegenheit, zur nächsten Haltestelle zu gehen. So verwandelst du Frustration in Bewegung und verbrennst dabei Kalorien - ganz nebenbei.

BEWEGUNG IN KLEINEN TÄTIGKEITEN - MACH DAS GEHEN ZUR GEWOHNHEIT

Kennst du das: Du wartest darauf, dass das Wasser im Wasserkocher heiß wird oder die Mikrowelle fertig piept? Anstatt diese Minuten nur herumzustehen, geh ein paar Schritte auf und ab, bewege dich durch die Küche oder mach ein paar lockere Runden durchs Wohnzimmer. Diese Routineaufgaben sind die perfekte Gelegenheit, um Bewegung einzubauen. Überlege einmal, wie viel Strecke du läufst, wenn du dies jeden Tag ein paar Minuten machst - jede Minute gehst du ca. 60-100 Meter - in einer Woche kann das leicht auf mehrere Kilometer hinauslaufen.

Jana (32)

"Im Homeoffice hab ich gemerkt, wie wenig ich mich eigentlich bewege. Jetzt steh ich alle halbe Stunde

auf, mach ein paar Dehnübungen oder geh kurz vor die Tür. Das tut nicht nur meinem Körper gut, sondern auch meinem Kopf. Ich hab in den letzten Monaten 3 kg verloren, ohne meine Ernährung überhaupt zu ändern."

Auch Telefonate bieten sich wunderbar an: Steh auf, geh umher - du verbrennst Kalorien und wirst gleichzeitig fokussierter und kreativer. Studien zeigen, dass Bewegung beim Denken unsere Leistungsfähigkeit steigern kann (Oppezzo & Schwartz, 2014). Schon bald wird dir die Bewegung dabei so in Fleisch und Blut übergehen, dass du automatisch beim nächsten Telefonat aufstehst und losläufst.

ALTERNATIVEN BEIM SITZEN - DYNAMISCHES SITZEN FÜR MEHR AKTIVITÄT

Auch im Sitzen kann dein Körper auf Hochtouren laufen. Ein Gymnastikball ist eine geniale Alternative zum Bürostuhl, denn er aktiviert den Rumpf ganz nebenbei. Kleine **Balancebewegungen** fordern deine Muskulatur, ohne dass du extra Übungen einplanen musst (Gregory et al., 2006).

Noch natürlicher geht es beim **Sitzen auf dem Boden**: Du wirst automatisch häufiger deine Position wechseln, mal die Beine ausstrecken, mal in den Schneidersitz gehen. Diese subtilen Veränderungen halten deinen Körper aktiv und flexibel.

Viele Kulturen sitzen traditionell auf dem Boden, und diese Gewohnheit fördert auf natürliche Weise Kraft und Beweglichkeit. Probiere es aus, während du liest oder einen Film schaust - dein Körper wird es dir danken, und du verbrennst ganz nebenbei zusätzliche Kalorien.

TREPPEN STATT AUFZUG - FITNESS IM ALLTAG

Im sardischen Bergdorf Villagrande Strisaili, wo Menschen regelmäßig über 100 Jahre alt werden, sind Steigungen Teil des Alltags. Die Dorfbewohner laufen täglich steile Wege, die Muskeln und Ausdauer trainieren - und das, ohne dass sie es merken. Dieses unbewusste Training ist der einzige Unterschied zwischen Ihnen und den Nachbarn im Tal, von denen kaum einer auch nur älter als 90 wird.

Das kannst du dir zunutze machen: Sieh **jede Treppe als Möglichkeit abzunehmen** und nimm sie ohne zu zögern. Ob im Bürogebäude, zu Hause oder in der Stadt, das Treppensteigen stärkt nicht nur die Beine, sondern lässt deinen Kreislauf gleichmäßig arbeiten. Studien zeigen, dass Treppensteigen den Energieverbrauch signifikant erhöht - um etwa **8-11 kcal** pro Minute (Boreham et al., 2005).

Bald wird die Treppe zu einem selbstverständlichen Teil deines Tagesablaufs - Fitness und Kalorienverbrauch ganz ohne zusätzlichen Zeitaufwand.

Robert (47 Jahre)

"Ich hab angefangen, statt E-Mails zu schreiben, öfter mal zum Kollegen zu gehen. Dazu nehm ich jetzt immer die Treppe statt den Aufzug. Anfangs war's ungewohnt, aber ich merke, wie gut es tut. Mein Rücken schmerzt weniger, und ich hab schon 5 kg abgenommen."

WIPPEN, ZAPPELN UND KLEINE BEWEGUNGEN - AKTIVITÄT GANZ UNAUFFÄLLIG

Zappeln, wippen, kritzeln - klingt nach Unruhe, doch in Wahrheit sind diese kleinen Bewegungen effektive Kalorienverbrenner. **Fidgeting**, also das Spielen mit einem Stift oder das Klicken eines Kugelschreibers, aktiviert kleine Muskelgruppen, regt den Stoffwechsel an und kann bis zu **100–150 kcal** pro Tag zusätzlich verbrennen (Levine et al., 2000).

Lisa, 25 Jahre

"Ich bin von Natur aus jemand, der nicht stillsitzen kann. Früher fand ich das nervig, aber jetzt weiß ich, dass es mir hilft, fit zu bleiben. Ich hab angefangen, bewusst kleine Bewegungen in meinen Alltag einzubauen und fühl mich damit richtig gut."

Forschungen zeigen, dass selbst winzige Bewegungen wie das Nicken zum Takt deiner Lieblingsmusik Kalorien verbrennen. Nutze, wenn du möchtest, einen Fidget-Spinner oder einen Stressball, um unauffällig in Bewegung zu bleiben. Gerade in ruhigen Momenten wie beim Lesen oder beim Warten auf den nächsten Termin wirst du so ganz nebenbei aktiver.

BEWUSSTES BEWEGEN: DIE HOTELSTUDIE

Wissenschaftlich belegt ist zudem, dass die **reine Überzeugung**, dass Bewegung gut ist, physiologisch förderlich ist. Menschen, die glauben, dass sie sich gesund bewegen, verbessern ihre Gesundheit, ohne dass sie aktiv mehr tun müssen (Crum & Langer, 2007). Eine interessante Studie von Alia Crum und Kollegen zeigte, dass Hotelangestellte, die informiert wurden, dass ihre Arbeit körperlich anstrengend ist und zur Fitness beiträgt, nach vier Wochen eine signifikante Reduktion von Körperfett und verbesserte Gesundheitsmarker aufwiesen – **ohne** eine tatsächliche Änderung ihres **Arbeitsaufwands** (Crum & Langer, 2007). Dies zeigt, wie stark die persönliche Einstellung zur körperlichen Aktivität den Stoffwechsel beeinflussen kann.

Diese Studie erinnert daran, sich bei jeder kleinen Bewegung bewusst zu sein, dass sie tatsächlich

Kalorien verbrennt und zum Erfolg deiner Mission beiträgt.

Diese kleinen **Bewegungen summieren sich** und werden bald zu einem natürlichen Teil deines Alltags.

Tabelle: NEAT-Aktivitäten und Kalorienverbrauch

Aktivität	Kalorienverbrauch pro Stunde (kcal)
Stehen statt Sitzen	+10–20 kcal
Langsames Gehen (2–3 km/h)	+100–150 kcal
Hausarbeit (leichte Tätigkeiten)	+150–200 kcal
Treppe steigen (pro Minute)	+7–10 kcal
Fußwippen oder Zappeln	+30–50 kcal

Hinweis: Die Werte sind Durchschnittswerte und können individuell variieren.

Mit NEAT baust du ein „**Hintergrundprogramm**" für deine Gesundheit auf, das quasi nebenbei läuft und unzählige Kalorien verbrennt - ein einfacher und nachhaltiger Weg zu einem aktiveren Leben.

DOCH WAS BEDEUTET DAS KONKRET FÜR DEINEN FETTABBAU?

Basierend auf der Studienlage könnten wir jetzt davon ausgehen, dass du täglich bis zu 2000 kcal alleine durch NEAT verbrennen kannst. Ich möchte hier aber realistisch bleiben und aus persönlicher Erfahrung sprechen. Und durch die weiß ich: mit der konsequenten Anwendung von NEAT - also den kleinen, kaum merklichen Alltagsbewegungen - kannst du zusätzlich entspannt **300 bis 700 kcal pro Tag** verbrennen (Levine et al., 1999; Levine, 2004). Hochgerechnet auf eine Woche sind das **2.100 bis 4.900 kcal**, was etwa **0,3 bis 0,7 kg Fettabbau** entspricht (Hall, 2008). Mehr mag ganz sicher auch möglich sein, aber ich für meinen Teil bin zu bequem dafür es herauszufinden und will mich auch nicht zu viel bewegen.

So oder so: ohne Diäten, ohne anstrengende Workouts und fast ohne dass du es merkst, hast du dir so eine Methode geschaffen, die auf ein Jahr gerechnet bis zu **15-35 kg Fett** verbrennen kann. Das ist für mich schon genial genug.

MERKE DIR:

- Nutze **Stehphasen bei jedem Anlass** - am Schreibtisch, beim Warten, bei Meetings. Jeder zusätzliche Moment im Stehen hält deinen Kreislauf aktiv und verbrennt Kalorien

- **Geh beim Telefonieren umher**, benutze die Treppen, bewege dich in der Küche beim Warten oder geh beim Zähneputzen auf und ab.
- Jedes Wippen, **jede unauffällige Bewegung** aktiviert deinen Fettstoffwechsel - so verbrennst du Kalorien, ohne extra Zeitaufwand.

INTEGRIERE NEAT AM BESTEN SO:

Beginne direkt nach dem Lesen mit mehr Zeit im Stehen - sei es am Schreibtisch, bei Telefonaten oder während Wartezeiten. Stehen aktiviert deinen Körper, fördert die Durchblutung und verbrennt Kalorien.

Füge Mikro-Bewegungen wie das Wippen mit dem Fuß oder das Spielen mit einem Stift hinzu, und geh beim Zähneputzen oder Telefonieren durch die Wohnung. Nutze jede Wartezeit aktiv: An der Bushaltestelle geh zur nächsten Station; beim Warten in der Küche dreh eine Runde.

HÄUFIG GESTELLTE FRAGEN (HÄUFIG GESTELLTE FRAGEN)

Ich habe einen Bürojob und sitze den ganzen Tag. Wie kann ich NEAT trotzdem umsetzen?

Auch im Büro kannst du NEAT integrieren. Stelle dir z. B. einen Timer, um regelmäßig aufzustehen. Nutze Pausen für kurze Spaziergänge, telefoniere im Stehen und mache kleine Dehnübungen am Schreibtisch.

Ich habe wenig Zeit und bin oft gestresst. Wie kann ich NEAT in meinen Alltag einbauen, ohne zusätzlichen Stress zu haben?

NEAT erfordert keine extra Zeit. Es geht darum, Bewegungen in deine bestehenden Aktivitäten einzubauen. Kleine Anpassungen wie das Wippen mit dem Fuß oder das Stehen beim Warten kosten keine zusätzliche Zeit.

Ich habe gesundheitliche Einschränkungen und kann mich nicht viel bewegen. Was kann ich tun?

Konsultiere zunächst deinen Arzt. Oft sind dennoch kleine Bewegungen möglich. Vielleicht kannst du leichte Dehnübungen im Sitzen machen oder die Arme bewegen. Jede Aktivität zählt.

#3 STRATEGIE - EPA UND NAHRUNGSERGÄNZUNG - DER SCHALTER GEGEN HEISSHUNGER

Für viele Jahre kämpfte ich mit einem Feind, den viele von uns kennen: dem Heißhunger. Kaum brachte jemand im Büro Kuchen oder Snacks mit, konnte ich an nichts anderes mehr denken. Mein Drang nach Süßem war so stark, dass ich oft der Erste war, der sich ein Stück schnappte, was mir regelmäßig Blicke von Kollegen einbrachte und irgendwann zum „Insider"-Witz wurde. Nach außen hin lachte ich mit, aber in mir sah es anders aus: Ich schämte mich fürchterlich.

Mit der Zeit entwickelte ich eine regelrechte Angst vor den Geburtstagen der Kollegen. Diese Tage machten mich nervös, weil ich mich einerseits so sehr nach einem Stück Kuchen sehnte, mich andererseits aber unwohl dabei fühlte, wieder als Erster zuzugreifen. Ich fragte mich oft, warum das bei mir so intensiv war, während manche Kollegen entspannt zugreifen und genießen konnten, ohne dieses unbändige Verlangen.

Eines Tages fiel mir ein Kollege auf, dessen Gelassenheit ich beneidete. Dieser Kollege erzählte mir schließlich von einem Geheimtipp, den er noch aus seiner Zeit als Hobby-Sportler kannte: **EPA** und **L-Glutamin**.

DER HEISSHUNGER-SCHALTER

EPA und **Glutamin** sind zwei unscheinbare, aber erstaunlich wirkungsvolle Nährstoffe, die deinem Körper helfen können, Heißhungerattacken zu kontrollieren und den Stoffwechsel zu unterstützen. **EPA**, oder Eicosapentaensäure, ist eine spezielle Omega-3-Fettsäure, die hilft, Entzündungen zu reduzieren und den Stoffwechsel zu verbessern (Calder, 2015). **Glutamin** ist eine Aminosäure, die im Körper ohnehin vorkommt und dabei hilft, den Blutzuckerspiegel zu stabilisieren und das Verlangen nach Zucker zu reduzieren (Cheng et al., 2015). Zusammen wirken sie wie ein unsichtbarer Schalter, der den Heißhunger kontrolliert und den Körper in Balance bringt.

Vielleicht fragst du dich jetzt: **Sind EPA und Glutamin nicht einfach Abnehmpillen oder künstliche Zusatzstoffe?** Keine Sorge! Diese Nährstoffe sind völlig natürlich und kommen in vielen Lebensmitteln vor, die du ohnehin schon in deine Ernährung integrierst. EPA findest du zum Beispiel in fettem Fisch wie Lachs oder Makrele, und Glutamin ist in proteinreichen Lebensmitteln wie Fleisch, Eiern und Hülsenfrüchten enthalten. Dein Körper nutzt sie täglich für wichtige Funktionen und freut sich über die zusätzliche Unterstützung. Es geht also nicht um schnelle Lösungen oder Chemie, sondern um natürliche Bausteine, die deinem Körper wirklich guttun und dir helfen, Heißhunger auf gesunde Weise in den Griff zu bekommen.

WARUM FUNKTIONIERT DAS?

EPA: DEIN VERBÜNDETER GEGEN ENTZÜNDUNGEN

EPA wirkt entzündungshemmend und verbessert die Funktion von Hormonen, die den Appetit regulieren, wie Leptin und Insulin (Calder, 2015). Entzündungen entstehen oft durch Stress, unpassende Ernährung oder einen unruhigen Lebensstil und können den Stoffwechsel beeinträchtigen. Durch die Reduzierung von Entzündungen kann EPA dazu beitragen, dass der Körper effizienter arbeitet und die Fettverbrennung verbessert wird.

In einer Studie von **Parra et al. (2008)** wurde festgestellt, dass eine erhöhte Zufuhr von Omega-3-Fettsäuren, einschließlich EPA, zu einer **signifikanten Steigerung des Sättigungsgefühls** führte. Die Teilnehmer der Studie nahmen durchschnittlich **~500 kcal weniger pro Tag** zu sich, was zu einem nachhaltigen Gewichtsverlust beitrug.

GLUTAMIN: DER ANKER FÜR DEN BLUTZUCKER

Glutamin stabilisiert den Blutzuckerspiegel und reduziert das Verlangen nach zuckerreichen Lebensmitteln (Cheng et al., 2015). Schwankungen im Blutzuckerspiegel können zu Heißhungerattacken führen, da der Körper nach schneller Energie verlangt. Glutamin wirkt wie ein Stabilitätsanker und hilft, diese Schwankungen zu minimieren.

In der Studie von **Cheng et al. (2015)** erhielten übergewichtige Teilnehmer Glutamin-Supplemente und zeigten eine **signifikante Gewichtsabnahme** sowie eine Reduzierung des Taillenumfangs. Obwohl die Kalorienaufnahme nicht direkt gemessen wurde, deutet der Gewichtsverlust auf eine **Kalorienersparnis von etwa 400–500 kcal pro Tag** hin.

Nadine (45)

"Nach der Menopause hatte ich ständig Hunger. Mein Arzt empfahl mir EPA und Glutamin. Es hat wirklich geholfen, meinen Heißhunger zu kontrollieren. Ich fühle mich wieder wie früher und habe schon ein paar Kilos verloren."

DIE SYNERGIE VON EPA UND GLUTAMIN

Zusammen wirken EPA und Glutamin wie ein unsichtbares Team: Während EPA die Basis für einen gesunden, weniger gestressten Stoffwechsel legt, sorgt Glutamin dafür, dass die Zuckerfalle keine Chance hat. Sie ergänzen sich gegenseitig perfekt - EPA reduziert die Entzündungen und schafft eine entspannte Umgebung im Körper, während Glutamin den Blutzucker stabilisiert und die Heißhungerattacken ausschaltet.

Durch die Kombination dieser beiden Nährstoffe kannst du deinen Heißhunger effektiv kontrollieren und dadurch täglich zwischen **400 und 1.000 kcal** einsparen (Parra et al., 2008; Cheng et al., 2015). Das ist natürlich auch abhängig davon, wie heftig dein Heißhunger vorher war. Das Ergebnis, bleibt aber das gleiche: Dein Körper kann sich endlich wieder darauf konzentrieren, Fett als Energiequelle zu nutzen, anstatt ständig nach dem nächsten Zuckerschub zu suchen.

WIE DU DIR EPA UND GLUTAMIN ZUNUTZE MACHST

EPA und Glutamin lassen sich problemlos in deinen Alltag integrieren und sind leicht erhältlich. Hier erfährst du Schritt für Schritt, wie du diese beiden Helfer gezielt einsetzt und worauf du beim Kauf achten solltest.

EINNAHMEEMPFEHLUNG UND DOSIERUNG

EPA

Um von der vollen Wirkung der **Omega-3-Fettsäure** EPA zu profitieren, solltest du **täglich 1000 bis 1500 mg** EPA zu dir nehmen. Die meisten Omega-3-Kapseln enthalten etwa 340–660 mg EPA pro Kapsel, sodass 2–3 Kapseln täglich in der Regel ausreichend sind, um die empfohlene Menge zu erreichen. Die Einnahme erfolgt am besten morgens nach dem Frühstück. Da Fett die Aufnahme von Omega-3-Fettsäuren unterstützt, eignet sich eine fetthaltige Mahlzeit ideal – ob mit Avocado, Käse oder anderen Lieblingsfrühstückskomponenten. Diese Kombination sorgt dafür, dass die Omega-3-Fettsäuren effektiv vom Körper verwertet werden.

Glutamin

Glutamin, das du häufig unter den Namen „**L-Glutamin**" oder „L-Glutamine" findest, ist ebenfalls leicht einzunehmen. Eine empfohlene **Tagesdosis beträgt 5-10g,** idealerweise morgens etwa 20–30 Minuten vor dem Frühstück, aufgelöst in einem Glas Wasser. Da Glutaminpulver geschmacklos ist, fällt die Einnahme besonders leicht.

Wenn es dir geht wie mir, wirst du feststellen, dass 5 g am Morgen oft ausreichend sind, um den Heißhunger unter Kontrolle zu halten. Falls du jedoch im Laufe des Tages weiterhin ein starkes Verlangen verspürst, kannst du ohne Bedenken eine weitere Portion von 5 g einnehmen. Glutamin ist eine natürliche Aminosäure, die vom Körper gut vertragen wird, und eine zusätzliche Dosis am Nachmittag kann bei Bedarf eingenommen werden, wobei du insgesamt 15 g pro Tag nicht überschreiten solltest.

Tabelle: Empfohlene Dosierungen von EPA und Glutamin

Nahrungsergänzung	Empfohlene Tagesdosis	Einnahmeempfehlung
EPA	1.000–1.500 mg	Zu einer fetthaltigen Mahlzeit einnehmen
Glutamin	10–15 g (aufgeteilt in 2–3 Dosen)	Auf nüchternen Magen morgens und nachmittags

Wichtiger Hinweis: Bevor du mit der Einnahme von Nahrungsergänzungsmitteln beginnst, solltest du Rücksprache mit einem Arzt oder einer qualifizierten Gesundheitsfachkraft halten, um sicherzustellen, dass sie für dich geeignet sind.

KAUF UND AUSWAHL

EPA

Omega-3-Kapseln mit ausreichend EPA-Gehalt sind in Drogerien, Apotheken und auf gängigen Online-Plattformen erhältlich. Beim Kauf ist es hilfreich, auf die Angabe des EPA-Gehalts pro Kapsel zu achten, die sich üblicherweise auf der Rückseite der Packung befindet. Ein Monatsvorrat von etwa 90 Kapseln reicht für die tägliche Einnahme aus. Viele herkömmliche Omega-3-Produkte sind bereits passend dosiert und eignen sich für den EPA-Bedarf, sodass du keine teuren Spezialprodukte kaufen musst - ganz normale Omega-3-Kapseln sind in der Regel ausreichend.

Glutamin

Bei Glutamin ist reines Pulver die beste Wahl. Du findest es unter „L-Glutamin" oder „L-Glutamine" und erhältst es in Beuteln von 250 g bis 1 kg. Einfaches reines Glutaminpulver ohne Zusatzstoffe bietet dir maximale Flexibilität und ist oft günstiger als komplexe Präparate. Es ist außerdem in größeren Mengen als hochwertiges Reinprodukt erhältlich - teure Mischprodukte sind hier nicht notwendig.

Lagerungstipps

Da Omega-3-Kapseln licht- und hitzeempfindlich sind, solltest du sie idealerweise kühl und lichtgeschützt lagern. Der Kühlschrank eignet sich hierfür bestens. Die Kälte kann zwar dazu führen, dass die Kapseln etwas härter werden, was jedoch die Qualität in keiner Weise beeinträchtigt, ähnlich wie bei Butter im Kühlschrank. Glutaminpulver ist hier weniger anspruchsvoll - es kann trocken, kühl und lichtgeschützt bei Raumtemperatur gelagert werden.

Ein kühler Schrankplatz ist völlig ausreichend, um die Frische und Wirksamkeit zu bewahren.

Shanice (29)

"Ich mache ab und zu Sport, aber mein Gewicht stagnierte immer. Mit EPA habe ich gemerkt, dass ich weniger Appetit habe und schneller satt bin. Das hat mir geholfen, mein Gewicht besser in den Griff zu bekommen."

DOCH WAS BEDEUTET DAS KONKRET FÜR DEINEN FETTABBAU?

Durch die Kombination der beiden Präparate kannst du deinen Heißhunger effektiv kontrollieren und dadurch täglich zwischen **400 und 1.000 kcal** einsparen (Parra et al., 2008; Cheng et al., 2015). Diese Einsparung summiert sich wöchentlich auf einen Kalorienverlust, der einem Fettabbau von etwa **0,4 bis 1 kg** entspricht (Hall, 2008). Auf ein Jahr hochgerechnet könntest du so zusätzlich **20 bis 52 kg Fett** verlieren - und das ohne Verzicht und Stress.

MERKE DIR:

- **EPA hilft**, Entzündungen zu reduzieren und unterstützt den Stoffwechsel, sodass Fett besser verbrannt werden kann.
- **Glutamin stabilisiert** den Blutzucker und reduziert Heißhungerattacken, insbesondere auf Zucker.
- **Zusammen wirken sie**, um Heißhunger zu kontrollieren und Kalorien zu sparen - ideal für Fettabbau ohne große Veränderungen in der Ernährung.
- **Empfohlene Dosierung:** 1.000–1.500 mg EPA und 10–15 g Glutamin täglich

SO INTEGRIERST DU EPA UND GLUTAMIN AM BESTEN IN DEINEN ALLTAG

Beginne den Tag mit Glutamin: Direkt nach dem Aufstehen, 20–30 Minuten vor dem Frühstück, löse **5 g Glutamin** in einem Glas Wasser auf und trinke es. Diese Einnahme am Morgen hilft dir, Heißhunger und Zuckercravings bereits früh zu kontrollieren.

EPA mit dem Frühstück: Nimm **2-3 Omega-3-Kapseln** zusammen mit deinem Frühstück ein. Idealerweise sollte deine Mahlzeit etwas Fett enthalten, damit die EPA-Fettsäuren optimal aufgenommen werden.

Optional nachmittags nochmal Glutamin: Solltest du später am Tag nochmals Heißhunger verspüren, kannst du problemlos eine zweite Portion von **5 g Glutamin** auf nüchternen Magen einnehmen.

HÄUFIG GESTELLTE FRAGEN

Kann ich EPA und Glutamin auch als Vegetarier oder Veganer einnehmen?

Ja, es gibt pflanzliche Omega-3-Präparate aus Algenöl, die EPA enthalten. Glutamin ist eine Aminosäure und in der Regel vegan. Achte beim Kauf auf entsprechende Kennzeichnungen.

Ich nehme schon andere Supplemente. Kann ich EPA und Glutamin bedenkenlos hinzufügen?

In den meisten Fällen ja, aber es ist immer ratsam, deine gesamte Supplementierung mit einem Arzt oder

Ernährungsberater abzustimmen, um Wechselwirkungen zu vermeiden.

Ich kann keine Kapseln schlucken. Gibt es Alternativen?

Ja, EPA gibt es auch in flüssiger Form, die du zum Beispiel in einen Smoothie mischen kannst. Glutamin ist oft als Pulver erhältlich und lässt sich in Wasser oder Saft auflösen.

#4 STRATEGIE - TRINKEN UND THERMOGENESE - DER NATÜRLICHE BOOSTER

Ich muss dir etwas gestehen: **Ich liebe Cola.** Früher habe ich sie literweise getrunken - es gab keinen Tag, an dem ich nicht mindestens zwei große Gläser davon genossen habe. Klar, ich habe immer wieder gehört, dass es eine gute Idee wäre, auf Softdrinks zu verzichten. Man sagt, der Verzicht auf Cola oder andere Limonaden könnte locker 300 bis 500 Kalorien pro Tag einsparen. Für viele Menschen ist das schon der entscheidende Unterschied zwischen Übergewicht und Normalgewicht. Und ja, das ergibt Sinn. Aber ganz ehrlich? Ich dachte mir immer: Scheiß drauf, ich mag Cola einfach zu sehr.

Gute Freunde, die das Ganze selber schon hinter sich hatten, rieten mir, Tee zu trinken statt Softdrinks - ich hatte diesen Tipp so oft gehört, dass ich ihn kaum noch ertragen konnte. Vor allem deshalb, weil ich wusste, dass sie recht haben. Doch seien wir mal ehrlich: Tee schmeckt auch nicht so gut, dass er Cola ersetzen könnte, und es gab einfach keine Alternative, die für mich dasselbe Gefühl brachte.

Doch eines Tages habe ich etwas herausgefunden, das meine Sicht auf Wasser und Tee für immer verändert hat. Ich erkannte, dass die Lösung die ganze Zeit direkt vor meiner Nase lag. Wasser, Tee und Kaffee - Getränke, die wir alle kennen und die Teil unseres Alltags sind. Aber das Problem war nicht das Getränk an sich, sondern die Art, wie wir es zubereiten und konsumieren. Wasser bei Zimmertemperatur, Tee und Kaffee kochend heiß - all das war falsch.

DIE KRAFT DER THERMOGENESE, DES KOFFEINS UND DER CATECHINE

Die Lösung war nicht, den Geschmack von Cola irgendwie zu ersetzen, sondern die richtige Strategie zu finden, um meinen Körper zum Kalorienverbrennen anzuregen. Hier kommt wieder die Thermogenese ins Spiel.

Du erinnerst dich vielleicht an Strategie 1: **Thermogenese** ist der Prozess, bei dem dein Körper Energie verbraucht, um deine Körpertemperatur zu regulieren. Das geschieht zum Beispiel, wenn du eiskaltes Wasser trinkst. Dein Körper muss dieses kalte Wasser von - sagen wir mal - 4 Grad Celsius auf 37 Grad, also deine Körpertemperatur, erwärmen. Dabei verbraucht er Kalorien, und genau das wollen wir nutzen.

Selbst wenn du nur einen Liter kaltes Wasser trinkst, benötigt der Körper etwa **50 Kalorien**, um es zu erwärmen (Boschmann & Steiniger, 2003). Trinkst du eiskaltes Wasser, verbraucht er theoretisch sogar noch mehr Energie, um den Temperaturunterschied auszugleichen. Wenn du also täglich etwa **2 bis 3 Liter** eiskaltes Wasser trinkst, kann dein Körper so pro Tag bis zu **150 Kalorien** mehr verbrauchen (Boschmann & Steiniger, 2003).

Serkan (36)

"Ich hab angefangen, kaltes Wasser mit ein paar Zitronenscheiben zu trinken. Schmeckt super und hilft mir, mehr zu trinken. Hab dadurch meine Softdrinks

reduziert und fühl mich insgesamt besser. Mein Bauch ist auch weniger geworden."

Doch kaltes Wasser ist nur der Anfang. **Koffein** ist einer der stärksten natürlichen Stoffwechsel-Booster, die es gibt. Es stimuliert das zentrale Nervensystem, erhöht deine Herzfrequenz und sorgt dafür, dass der Körper mehr Energie benötigt. Das geschieht, indem Koffein die Ausschüttung von Adrenalin ankurbelt, was wiederum dazu führt, dass Fettsäuren aus den Fettdepots freigesetzt werden. Das heißt, deine Fettreserven werden angezapft, ohne dass du zusätzlich trainieren musst.

Studien haben gezeigt, dass eine Tasse Kaffee mit etwa 100 mg Koffein den Stoffwechsel um etwa **3-4 %** für bis zu 3 Stunden ankurbeln kann, was einem zusätzlichen Kalorienverbrauch von etwa **10-15 Kalorien** pro Tasse entspricht (Astrup et al., 1990).

Grüner Tee enthält neben Koffein auch **Catechine**, insbesondere das potente EGCG (Epigallocatechingallat), welches den Fettstoffwechsel unterstützt und die Thermogenese steigert (Dulloo et al., 1999). Studien zufolge kann das Äquivalent von drei Tassen warmer (!) grüner Tee pro Tag den Kalorienverbrauch um etwa **75 Kalorien** erhöhen (Dulloo et al., 1999). Wenn der Tee kalt getrunken wird können wir also von etwa **37 Kalorien** pro Tasse ausgehen.

Tabelle: Kalorienverbrauch durch kalte Getränke

Getränk	Kalorienverbrauch pro Portion
500 ml kaltes Wasser (4°C)	ca. 50 kcal
250 ml Cold Brew Coffee	ca. 37–45 kcal
250 ml kalter Grüner Tee	ca. 37 kcal
Gesamte tägliche Aufnahme	bis zu 350–400 kcal

DER ABNEHM-KAFFEE: COLD BREW COFFEE

Cold Brew Coffee ist eine besonders erfrischende Art, Kaffee zu genießen, der nicht nur gut schmeckt, sondern auch deinen Fettabbau unterstützt. Im Gegensatz zu herkömmlichem Kaffee wird Cold Brew langsam mit kaltem Wasser extrahiert, wodurch er weniger Bitterstoffe und Säuren enthält, was ihn besonders magenfreundlich macht. Cold Brew Coffee enthält mehr Koffein und kann dadurch den Kalorienverbrauch um etwa **37-45 Kalorien** pro Tasse steigern (Astrup et al., 1990). Bei zwei Tassen am Tag sind das insgesamt etwa **70-100 Kalorien**.

Claudia (31)

"Cold Brew Coffee ist mein neuer Favorit! Ich trinke ihn morgens und hab das Gefühl, dass er mir einen Energieschub gibt. Mein Verlangen nach Snacks ist weniger geworden, und ich hab in den letzten Monaten 3 kg abgenommen."

Zubereitung:

- Verwende ein Verhältnis von 1 Teil grob gemahlenem Kaffee zu 8 Teilen kaltem Wasser, z.□B. 100 g Kaffee und 800 ml Wasser.
- Fülle den Kaffee in ein großes Gefäß, füge kaltes Wasser hinzu, rühre um und lass den Kaffee 12 bis 24 Stunden im Kühlschrank ziehen.
- Filtere den Kaffeesatz heraus, entweder mit einem feinen Sieb oder einem Kaffeefilter.

DER ABNEHM-TEE: EISTEE AUS GRÜNEM TEE, MATE-TEE UND SCHWARZTEE

Tee kann ebenfalls eine echte Geheimwaffe im Kampf gegen überflüssige Pfunde sein - allerdings nur, wenn du **Grünen Tee**, **Mate-Tee** oder **Schwarztee** verwendest. Diese Tees sind reich an Koffein und Catechinen, die den Stoffwechsel steigern und die Fettverbrennung ankurbeln (Dulloo et al., 1999). Andere Tees können deinem Wasser Geschmack geben, aber für maximale Wirkung sind diese drei Tees die beste Wahl.

Eistee als Abnehm-Booster: Ein erfrischender Eistee kombiniert die thermogenen Effekte der Catechine und des Koffeins mit der wasserinduzierten Thermogenese. Bereite den Tee mit heißem Wasser zu, lasse ihn abkühlen, bevor du ihn in den Kühlschrank stellst, und gieße ihn über Eiswürfel.

Cold Brew Tee als Alternative:

- Verwende etwa 2 Teelöffel Teeblätter auf 500 ml kaltes Wasser.

- Lass den Tee 8 bis 12 Stunden im Kühlschrank ziehen. Gieße den Tee beim Servieren über Eiswürfel.

GEHEIMTIPP: KALORIENFREIE SÜSSUNGSMITTEL

Was, wenn du die Abnehmgetränke süß genießen möchtest? Wahrscheinlich hast du schon mal gehört, dass Süßstoffe ungesund sein sollen. Viele kennen vor allem Aspartam und wissen, dass es problematisch sein kann - es wird mit Heißhunger und anderen negativen Effekten in Verbindung gebracht. Doch lass mich dir etwas verraten: Es gibt mittlerweile wirklich gesunde, kalorienfrei Alternativen, die perfekt für unsere Abnehmstrategie geeignet sind!

- **Stevia:** Ein natürlicher Süßstoff aus den Blättern der Steviapflanze. Er hat keine Kalorien und beeinflusst den Blutzuckerspiegel nicht, was ihn ideal für das Abnehmen macht.
- **Erythrit:** Erythrit schmeckt ähnlich wie Zucker, hat aber fast keine Kalorien und verursacht keine Blutzuckerspitzen. Zudem ist es besonders

magenfreundlich – eine tolle Möglichkeit für den regelmäßigen Gebrauch.

- **Monk Fruit (Luo Han Guo):** Ein etwas teurerer, aber sehr natürlicher Süßstoff. Er ist komplett kalorienfrei, hat keinen chemischen Nachgeschmack und lässt sich wunderbar in Getränke einmischen.

Mit diesen Süßungsmitteln kannst du deine kalten Getränke bedenkenlos süß genießen – ohne deine Kalorienbilanz zu gefährden und ganz ohne gesundheitliche Bedenken. So bleibt dir das süße Erlebnis, während du gleichzeitig von der Thermogenese und den anderen Effekten profitierst.

DOCH WAS BEDEUTET DAS KONKRET FÜR DEINEN FETTABBAU?

Rechnet man all diese Effekte zusammen, kommst du auf eine erhebliche Kalorienverbrennung. Bei regelmäßigem Konsum von kaltem Wasser, Cold Brew Coffee und Grünem Tee summiert sich die zusätzliche Kalorienverbrennung auf etwa **350 bis 400 Kalorien** pro Tag (Boschmann & Steiniger, 2003; Dulloo et al.,

1999; Astrup et al., 1990). Das entspricht einem Fettverlust von etwa **0,4 kg** pro Woche.

Und das ist noch nicht alles. In der Realität sparst du noch mehr ein, weil du durch die Menge an Getränken automatisch weniger Lust auf Softdrinks hast. Das funktioniert ähnlich wie der Effekt, wenn du satt in den Supermarkt gehst und die süßen Versuchungen weniger verlockend sind. Wenn du beispielsweise **einen Liter Cola** am Tag trinkst und das durch vermehrten Wasserkonsum reduzierst, sparst du nochmals **420 Kalorien** - das entspricht einem zusätzlichen Fettverlust von etwa **0,4 kg** pro Woche. Insgesamt könntest du so etwa **850 kcal** einsparen und jede Woche etwa **0,8 kg** abnehmen - alleine durch diese Strategie.

Aufs Jahr gerechnet kannst du durch diese Strategie bis zu **41 kg** abnehmen. Wenn du zusätzlich deinen Konsum von Softdrinks reduzierst, könnten es sogar bis zu **52 kg** werden - und das ganz ohne zusätzlichen Sport.

MERKE DIR:

- **Trinke täglich etwa 2 bis 3 Liter eiskaltes Wasser**, um durch die Thermogenese bis zu **150 Kalorien** zusätzlich zu verbrennen
- **Nutze Cold Brew Coffee** als Abnehmkaffee: Weniger Bitterstoffe, mild im Geschmack, und steigert deinen Stoffwechsel bei zwei Tassen um bis zu **90 Kalorien** pro Tag
- **Verwende Grünen Tee** als Eistee: Die Catechine und das Koffein erhöhen den Kalorienverbrauch mit drei Tassen ebenfalls um bis zu **100 Kalorien** täglich
- **Kalorienfreie Süßstoffe** wie Stevia, Erythrit oder Monk Fruit sind die perfekte Alternative, um deine Getränke ohne zusätzliche Kalorien süß zu genießen.

SO INTEGRIERST DU DAS BESTMÖGLICH IN DEINEN ALLTAG

Vorbereitung ist alles: Bereite am Abend Cold Brew Coffee oder Cold Brew Tee vor, indem du ihn über Nacht im Kühlschrank ziehen lässt. Verwende große

Glaskaraffen, damit du genug Vorrat für mehrere Tage hast. Fülle isolierte Trinkflaschen (z.□B. Thermosflaschen), die deine Getränke tagsüber kalt halten, sodass du sie immer dabeihast - selbst, wenn kein Kühlschrank verfügbar ist.

Gamification: Mach das Ganze zu einem motivierenden Spiel. Verwende Whiteboardmarker oder Permanentmarker, um deine Flaschen mit Kalorienangaben zu beschriften. Zum Beispiel:

- Wasser: Alle 250 ml = 12 Kalorien
- Grüner Tee / Mate Tee: Alle 250 ml = 30 Kalorien
- Schwarzer Tee: Alle 250 ml = 20 Kalorien
- Cold Brew Coffee: Alle 250 ml = 45 Kalorien

Durch die Markierungen siehst du immer genau, wie weit du gekommen bist und wie viele Kalorien du bereits verbrannt hast.

Frischer Start in den Morgen: Beginne den Tag mit einem Glas eiskaltem Wasser, das du am Vorabend in den Kühlschrank gestellt hast. So setzt du deinen Stoffwechsel direkt nach dem Aufstehen in Gang.

Finde deine Lieblingskombination: Ich mache es mir gerne leicht. Kurz bevor ich das Haus verlasse, trinke ich eine Tasse Cold Brew Coffee. Und nehme eine **750 ml Flasche grünen Eistee**, gesüßt mit Erythrit aus dem Kühlschrank mit zur Arbeit. Über den Rest des Tages verteilt trinke ich ca. **3 Liter kaltes Wasser** aus dem Wasserspender. Mittags und nachmittags gibt es dann nochmal eine Tasse Cold Brew Coffee. So verbrenne ich mühelos etwa **350 kcal** (Boschmann & Steiniger, 2003; Dulloo et al., 1999; Astrup et al., 1990). Durch meinen leckeren Eistee trinke ich nur noch eine kleine **330 ml Flasche Cola**, statt **1,5 Liter**, wodurch ich dann nochmal knapp **500 kcal** einspare. Ich nehme also fast ein Kilo pro Woche ab, ohne mich irgendwie einzuschränken.

Wichtig: Verzichte auf nichts und zwing dich nicht dazu, Mengen zu trinken, die du nicht möchtest. Besser du nimmst mühelos **0,4 kg** ab, als **1 kg** nur durch Biegen und Brechen! Ich bin der festen Überzeugung, dass Abnehmen Spaß machen soll - und gemeinsam kriegen wir das hin.

Geheimtipp: Duft-Trinkflaschen für mehr Abwechslung

Wenn dir pures Wasser irgendwann zu langweilig wird, habe ich einen weiteren Tipp für dich: **Duft-Trinkflaschen**. Diese Flaschen nutzen spezielle Aromakapseln, die während des Trinkens Duftstoffe freisetzen. Dein Gehirn nimmt diese Düfte wahr und denkt, du würdest aromatisiertes Wasser trinken. Es gibt viele Geschmacksrichtungen - von fruchtig bis süß. Wenn du der Typ dafür bist, kann das eine großartige Möglichkeit sein, das Wassertrinken interessanter zu machen.

HÄUFIG GESTELLTE FRAGEN

Ich mag keinen Kaffee oder grünen Tee. Gibt es Alternativen?

Ja, schwarzer Tee oder Mate-Tee enthalten ebenfalls Koffein und können den Stoffwechsel ankurbeln. Auch kaltes Wasser allein hilft durch die Thermogenese. Finde ein Getränk, das dir schmeckt.

Wie kalt sollte das Wasser sein, um den Effekt zu erzielen?

Idealerweise sollte das Wasser kühl bis kalt sein, zum Beispiel direkt aus dem Kühlschrank oder mit Eiswürfeln. Je kälter das Wasser, desto mehr Energie benötigt dein Körper, um es zu erwärmen.

Ist es ungesund, viel Koffein zu konsumieren?

Moderater Koffeinkonsum ist für die meisten Menschen unbedenklich. Achte darauf, nicht mehr als 400 mg Koffein pro Tag zu dir zu nehmen, das entspricht etwa 4 Tassen Kaffee. Hör auf deinen Körper und reduziere bei Unwohlsein den Konsum.

#5 STRATEGIE: SCHLANK IM SCHLAF

Ist dir schon mal aufgefallen, dass viele Ärzte, die in Krankenhäusern arbeiten, mit der Zeit immer mehr an Gewicht zulegen? Man würde meinen, Menschen, die so viel über Gesundheit wissen, wären besonders gut darin, fit zu bleiben. Aber genau das Gegenteil ist oft der Fall. Es gibt eine erstaunliche Parallele: Nicht nur Ärzte, sondern auch Pflegekräfte und Menschen, die auf Baustellen intensiv körperlich arbeiten und eine Menge Kalorien verbrauchen, tragen oft mehr Gewicht mit sich herum, als sie es müssten. Warum passiert das?

Die gesundheitliche Expertise oder die körperliche Betätigung sind nicht die einzigen Gemeinsamkeiten. Eine viel entscheidendere Parallele ist der **Schichtdienst**, der für all diese Berufsgruppen typisch ist. Ständig wechselnde Arbeitszeiten und mangelnde Erholung wirken sich gravierend auf die **Schlafqualität** aus.

Anja (26)

"Ich hätte nie gedacht, dass Schlaf so einen Unterschied macht. Seit ich mehr darauf achte, schlafe ich besser und hab auch leichter abgenommen."

ETABLIERE EINE SCHLAFHYGIENE

Wer genug und erholsam schläft, kann **Heißhungerattacken reduzieren**, den **Stoffwechsel optimieren** und sich insgesamt besser fühlen. Es ist nicht deine Schuld, wenn du dich beim Essen manchmal nicht kontrollieren kannst - schuld daran sind oft deine **Hormone**, die durch Schlafmangel aus dem Gleichgewicht geraten. Doch hier kommt die gute Nachricht: Du kannst deine Hormone dazu bringen, für dich und deine Ziele zu arbeiten. Der Schlüssel dazu ist erholsamer, hochqualitativer **Schlaf**. Lass mich dir zeigen, wie du das schaffst!

Eine gute **Schlafhygiene** versetzt deinen Körper in einen Zustand, in dem er sich besser regenerieren und Hormone optimal regulieren kann. Mit einem verbesserten Schlafrhythmus und einer optimierten Schlafumgebung hilfst du deinem Körper, **Fett**

effizienter zu verbrennen und Heißhungerattacken zu reduzieren.

Wissenschaftliche Studien belegen die Effektivität von guter Schlafhygiene für die Gewichtskontrolle. In einer Studie der University of Chicago fanden die Forscher heraus, dass Teilnehmer, die **8,5 Stunden** pro Nacht schliefen, **55 % mehr Fett verloren** als diejenigen, die nur **5,5 Stunden** schliefen - bei gleicher Kalorienzufuhr (Nedeltcheva et al., 2010). Zudem zeigte sich, dass Schlafmangel zu einem Verlust an Muskeln führte. Erschreckend, oder?

WARUM FUNKTIONIERT DAS?

Die Erklärung liegt in den Prozessen, die während des Schlafs in deinem Körper ablaufen. Zwei der wichtigsten Hormone, die durch Schlaf beeinflusst werden, sind **Ghrelin** und **Leptin**.

Ghrelin ist als "Hungerhormon" bekannt, da es das Signal für Appetit gibt. Wenn du nicht genug Schlaf bekommst, steigt dein Ghrelinspiegel an, und du verspürst häufiger Hunger (Spiegel et al., 2004).

Leptin hingegen ist das Hormon, das Sättigung signalisiert. Bei Schlafmangel sinkt der Leptinspiegel, was bedeutet, dass du dich weniger schnell satt fühlst und tendenziell mehr isst (Spiegel et al., 2004).

Tabelle: Auswirkungen von Schlafmangel auf Hormone

Hormon	Auswirkung bei Schlafmangel	Konsequenz
Ghrelin	Erhöht	Mehr Hunger
Leptin	Verringert	Weniger Sättigungsgefühl
Cortisol	Erhöht	Fördert Fettspeicherung
Insulin	Verringert Sensitivität	Risiko für Gewichtszunahme steigt

Quelle: Spiegel et al., 2004; Taheri et al., 2004

Schlafmangel führt auch zu einem Anstieg des Stresshormons **Cortisol**. Chronisch hohe Cortisolwerte können die Fettspeicherung, insbesondere im Bauchbereich, fördern und erhöhen zudem den Heißhunger auf zucker- und fettreiche Nahrungsmittel (Taheri et al., 2004). Wenn du jedoch ausreichend schläfst, reguliert dein Körper die Cortisolproduktion und versetzt sich in einen Zustand, in dem er besser Fett abbauen kann.

Anja (26)

"Ich hätte nie gedacht, dass Schlaf so einen Unterschied macht. Seit ich mehr darauf achte, schlafe ich besser und hab auch leichter abgenommen."

Durch qualitativ hochwertigen Schlaf regeneriert der Körper besser, was auch den **Grundumsatz** - also die Energie, die der Körper im Ruhezustand verbraucht - positiv beeinflussen kann. Zudem führt erholsamer Schlaf zu einer besseren **Insulinsensitivität**, was bedeutet, dass der Körper Zucker effizienter verarbeitet und weniger Fett einlagert (Donga et al., 2010).

Eine gute Schlafqualität sorgt dafür, dass die hormonelle Balance wiederhergestellt wird und der Körper effektiver im Fettverbrennungsmodus bleibt. Das bedeutet, dass du nicht nur weniger isst, weil dein Appetit reguliert wird, sondern dass dein Körper auch besser mit den Kalorien umgeht, die du ihm zuführst.

DIE 7 GOLDENEN STRATEGIEN ZUM SCHLANKMACH-SCHLAF

Um deinen Schlaf in einen echten Fettverbrenner zu verwandeln, brauchst du nicht viel - du musst nur wissen, worauf es ankommt. Hier sind sieben einfach umzusetzende Strategien, die dir dabei helfen, erholsamen Schlaf zu finden und gleichzeitig deinen Körper beim Fettabbau zu unterstützen.

Regel 1: Feste Schlafenszeiten – Die Basis für besseren Schlaf

Ein geregelter Schlafrhythmus ist entscheidend, um dem Körper die Ruhe zu geben, die er benötigt. Das bedeutet, dass du jeden Tag zur gleichen Zeit ins Bett gehst und aufstehst - auch am Wochenende. Diese Regelmäßigkeit hilft, deinen **zirkadianen Rhythmus** zu stabilisieren. Das ist die innere Uhr, die alle Lebewesen haben, die aber durch unseren menschlichen Lebensstil oft aus den Fugen gerät (Monk et al., 2000). Der einfachste Weg, das richtigzustellen: Stelle dir zwei Wecker - einen, der dich daran erinnert, schlafen zu gehen, und einen für das morgendliche Aufstehen. So entwickelst du eine Routine, die deinem Körper signalisiert, wann es Zeit ist, sich zu erholen.

Lukas (44)

"Früher hab ich bis spät abends gearbeitet und konnte schlecht einschlafen. Jetzt mach ich abends bewusst Schluss und lese ein Buch zum Abschalten. Meine Schlafqualität hat sich verbessert, und ich fühl mich fitter."

Regel 2: Optimale Schlafumgebung – Dunkelheit und Kühle für erholsame Nächte

Die richtige Schlafumgebung spielt eine große Rolle für die Qualität deines Schlafs. Achte darauf, dass dein Schlafzimmer **kühl**, **dunkel** und **ruhig** ist. Studien zeigen, dass eine Raumtemperatur von etwa **18°C** ideal ist, um tiefen, erholsamen Schlaf zu fördern (Van Marken Lichtenbelt et al., 2014). Investiere in Verdunkelungsvorhänge, die Licht fernhalten, und Ohrenstöpsel, falls Lärm stört. Durch diese einfachen

Anpassungen schaffst du die optimalen Bedingungen, um tief und erholsam zu schlafen.

Regel 3: Bildschirmfreie Zone – Bereite deinen Körper auf Ruhe vor

Bildschirme und das blaue Licht, das sie ausstrahlen, stören die **Melatonin-Produktion** und damit den Schlaf (Cajochen et al., 2011). Sorge dafür, dass dein Schlafzimmer eine bildschirmfreie Zone bleibt – keine Handys, Tablets oder Laptops! Stattdessen könntest du das Lesen eines Buches oder Entspannungsmusik zu einem festen Teil deines Abendrituals machen. Reduziere die Bildschirmzeit mindestens **1–2 Stunden** vor dem Schlafengehen, um deinem Körper zu signalisieren, dass es Zeit ist, zur Ruhe zu kommen. Dein Schlaf wird es dir danken.

Regel 4: Entspannende Abendrituale – Bereite dich auf tiefen Schlaf vor

Ein entspannendes Abendritual hilft dir, den Stress des Tages abzubauen und deinen Körper auf den Schlaf vorzubereiten. Widme dir selbst **10–15 Minuten** der Entspannung: Das könnte eine kurze Meditation, ein warmes Bad oder das Schreiben deiner Gedanken in ein Notizbuch sein. Techniken wie **progressive Muskelentspannung** oder **Atemübungen** können ebenfalls hilfreich sein (Morin et al., 2006). Setze dir einen Timer und schreib alles auf, was dir im Kopf herumgeht - so kannst du den Gedankenballast loswerden. Alternativ kann ein Hörspiel oder Podcast helfen, dich von Grübeleien abzulenken und entspannt einzuschlafen.

Regel 5: Das perfekte Schlafbett - Komfort maximieren, Schlaf verbessern

Das Bett ist der Ort, an dem du durchschnittlich ein Drittel deines Lebens verbringst - Grund genug, in eine gute Matratze und ein ergonomisches Kissen zu investieren. Wähle eine Matratze, die deine Schlafposition unterstützt, und achte auf ein passendes Kissen, das deinen Nacken in einer entspannten Position hält. Der richtige Komfort sorgt dafür, dass du ungestört schläfst und erholt aufwachst - bereit, deinen Tag voller Energie zu beginnen.

Regel 6: Nur Schlafen im Bett - Negative Verknüpfungen vermeiden

Nutze dein Bett wirklich nur zum Schlafen - keine Arbeit, kein Grübeln. Wenn du dich im Bett wälzt und nicht schlafen kannst, stehe auf und verlasse das Schlafzimmer, bis du dich wieder müde fühlst. So vermeidest du, dass dein Gehirn das Bett mit Unruhe und Stress verbindet (Perlis et al., 1997). Dein Bett soll ein Ort der Erholung bleiben, an dem du leicht zur Ruhe kommst.

Regel 7: Grübeleien ausschalten - So beruhigst du deinen Geist

Grübeleien sind einer der Hauptgründe für Einschlafprobleme. Um diese zu vermeiden, lenke deine Gedanken um: Höre beim Einschlafen ein entspanntes Hörspiel oder einen beruhigenden Podcast. Das verhindert, dass du in stressigen Gedanken versinkst. Alternativ kannst du dir **10 Minuten** nehmen, bevor du ins Bett gehst, und alles, was dir im Kopf herumgeht, in ein Notizbuch schreiben. Dadurch schaffst du Raum im Kopf und bereitest dich besser auf einen ruhigen Schlaf vor.

DOCH WAS BEDEUTET DAS KONKRET FÜR DEINEN FETTABBAU?

Ausreichender Schlaf kann dir helfen, deinen Appetit zu regulieren und Heißhungerattacken zu reduzieren. Studien zeigen, dass Schlafmangel zu einer erhöhten Kalorienaufnahme von **bis zu 385 kcal pro Tag** führen kann (Nedeltcheva et al., 2009; St-Onge et al., 2011). Das bedeutet, dass du allein durch guten Schlaf diese zusätzlichen Kalorien einsparen kannst. Wenn du also deinen Schlaf optimierst, kannst du wöchentlich **0,3 bis 0,5 kg** mehr Fett verlieren.

MERKE DIR:

- **Guter Schlaf** hilft, Heißhunger zu reduzieren und den Appetit zu regulieren.
- Ausreichender Schlaf senkt das Hungerhormon Ghrelin und erhöht das Sättigungshormon Leptin.
- Guter Schlaf reduziert Stresshormone, wie Cortisol, die die Fettspeicherung fördern können.

- **Geregelter Schlafrhythmus** unterstützt die effiziente Erholung und den Fettabbau.
- **Optimale Schlafumgebung** fördert tieferen Schlaf und unterstützt den Stoffwechsel.
- **Vermeide Bildschirmzeit** vor dem Schlafengehen, um die Melatoninproduktion nicht zu stören.
- **Entspannende Rituale** und eine bequeme Schlafumgebung verbessern deinen Schlaf.

SO INTEGRIERST DU DAS BESTMÖGLICH IN DEINEN ALLTAG

Setze dir feste Schlafenszeiten und halte dich konsequent daran - genau wie bei wichtigen beruflichen Terminen. Baue dann deine Schlafhygiene Schritt für Schritt aus. Beginne damit, dein Schlafzimmer zu verdunkeln und abzukühlen, und arbeite dich zu weiteren Maßnahmen vor. Entwickle schließlich Abendrituale und verknüpfe Übungen wie eine kurze Meditation oder das Schreiben deiner Gedanken mit festen Abendroutinen wie Zähneputzen. Sei dabei geduldig und konsequent. Es kann einige

Zeit dauern, bis sich dein Körper an den neuen Rhythmus gewöhnt hat. Bleib dran, und du wirst die positiven Effekte spüren.

Und sein wir mal ehrlich - wer schläft denn nicht gerne gut? Für diesen Gewinn an Lebensqualität und Unterstützung beim Fettverlust lohnt es sich, ein wenig Aufwand zu betreiben. Taste dich langsam heran - viel Spaß beim Ausprobieren!

HÄUFIG GESTELLTE FRAGEN

Ich arbeite im Schichtdienst. Wie kann ich trotzdem besser schlafen?

Versuche, so gut es geht, regelmäßige Schlafzeiten einzuhalten und deine Schlafumgebung zu optimieren. Verdunkelungsvorhänge und Ohrstöpsel können helfen, auch tagsüber erholsam zu schlafen.

Ich schlafe genug, fühle mich aber nicht ausgeruht. Woran kann das liegen?

Die Qualität des Schlafs ist entscheidend. Faktoren wie Stress, Bildschirmzeit vor dem Schlafengehen oder eine unruhige Umgebung können nicht nur die Schlafdauer sondern auch die Schlafqualität beeinträchtigen. Versuche, abends zur Ruhe zu kommen und deine Schlafhygiene zu verbessern.

Hilft es, Schlafmittel zu nehmen, um besser zu schlafen?

Schlafmittel sollten nur nach Rücksprache mit einem Arzt eingenommen werden. Oft können schon natürliche Methoden und eine verbesserte Schlafhygiene die Schlafqualität steigern.

#6 STRATEGIE: INTERMITTIERENDES FASTEN

Denke für einen Moment an unsere Vorfahren. Für hunderte von Generationen waren sie agil, stark, fit, sportlich. Warum? Waren alle rund um die Uhr nur am Jagen und sich Bewegen? Die Historiker sagen heute: nein. Es gab auch Zeiten des Friedens, in denen die Menschen zuhause blieben und sich die Bäuche vollschlugen beim abschließenden Festmahl in Asterix und Obelix.

Wie war es also möglich, dass keiner aus der Form geriet, trotz reichlicher Mahlzeiten und Festmähler? Gab es einen geheimen Mechanismus, der unsere Vorfahren vor übermäßiger Gewichtszunahme geschützt hat? Tatsächlich ja - und diesen Mechanismus tragen wir auch heute noch in uns. Es ist das Prinzip des intermittierenden Fastens. Die regelmäßigen Fastenperioden, die unsere Vorfahren durchlebten, ließen den Stoffwechsel auf Hochtouren laufen und halfen, die Fettreserven immer wieder zu nutzen. Durch diese Rhythmen wurde der Körper geschult, Fett effektiv zu verbrennen, ohne Muskelmasse zu verlieren - und genau diese uralte Fähigkeit kannst du für dich wieder entdecken.

Andreas (50)

"Mit intermittierendem Fasten hab ich meine Blutzuckerwerte verbessert und nebenbei abgenommen. Fühle mich insgesamt besser."

DER HEBEL FÜR AUTOMATISIERTE FETTVERBRENNUNG

Intermittierendes Fasten ist eine der wirkungsvollsten Methoden, den Stoffwechsel auf natürliche Weise zu aktivieren und Fettreserven zu verbrennen. Der Schlüssel dazu liegt in der Art, wie der Körper auf regelmäßige, kurze Fastenphasen reagiert.

Wenn du für eine bestimmte Zeit nichts isst, stellt dein Körper auf einen speziellen Modus um: Er aktiviert seine gespeicherten Fettreserven, um Energie zu gewinnen. Er nimmt sich also das was er braucht direkt aus den Stellen im Körper an denen sich überschüssiges Fett angesammelt hat. Sobald der

Hebel umgelegt ist nimmst du genau an diesen Stellen langfristig vollautomatisch ab. Das Faszinierende daran ist, dass du deine tägliche Nahrungsmenge beibehalten kannst, solange du in einem bestimmten Zeitfenster isst. So nutzt dein Körper die Energie effizienter und lernt, Fett statt Zucker zu verbrennen - ohne den berühmten Jo-Jo-Effekt.

Paul (35)

"Ich esse jetzt erst mittags und hab dadurch mehr Zeit morgens. Der Hunger hält sich in Grenzen, und ich hab in sechs Monaten 8 kg verloren."

WARUM FUNKTIONIERT DAS?

Wenn du für eine Weile auf Nahrung verzichtest, durchläuft dein Körper eine beeindruckende Transformation: Zuerst nutzt er die sofort verfügbare Energie aus Kohlenhydraten, die in Form von Glykogen in Leber und Muskeln gespeichert ist. Aber sobald diese Vorräte erschöpft sind, geschieht etwas Magisches: Dein Körper wechselt in den **Fettstoffwechsel**, schaltet auf Fettverbrennung um und gibt gespeicherte Fettsäuren frei, um Energie zu gewinnen. Das bedeutet, dass das überschüssige Fett, das du loswerden möchtest, zu deiner wichtigsten Energiequelle wird. Dein Körper lernt erneut, Fett effektiv zu nutzen - eine Fähigkeit, die durch ständige Nahrungsverfügbarkeit oft verloren geht.

Während dieser Zeit sinkt dein **Insulinspiegel**. Insulin ist das Hormon, das dafür sorgt, dass der Körper Zucker aus dem Blut in die Zellen transportiert und in Fett umwandelt, wenn es nicht gebraucht wird. Niedrige Insulinspiegel erleichtern es deinem Körper, gespeichertes Fett freizusetzen und zu verbrennen. Gleichzeitig steigen deine Wachstumshormone an - das sind die körpereigenen „Anti-Aging"-Moleküle, die helfen, Muskelmasse zu erhalten und sogar aufzubauen, während du Fett abbaust. Das ist einer der Gründe, warum du durch intermittierendes Fasten Fett verlieren kannst, ohne an Muskelmasse zu verlieren.

Ein weiterer faszinierender Prozess, der durch Fasten angestoßen wird, ist die sogenannte Autophagie. Das ist eine Art „**Zellrecycling**". Wenn du für eine gewisse Zeit nichts isst, beginnt dein Körper, beschädigte und alte Zellbestandteile zu beseitigen. Er zerlegt diese in ihre Einzelteile und nutzt sie, um neue und gesunde Zellen aufzubauen. Dieser Prozess verbessert nicht nur die Gesundheit deiner Zellen, sondern kann auch das Risiko für verschiedene Krankheiten, wie neurodegenerative Erkrankungen und Krebs, verringern. Es ist, als würde dein Körper ein Frühjahrsputz-Programm für deine Zellen aktivieren.

Das Ganze passiert, ohne dass du deine Kalorien drastisch reduzieren musst oder ständig auf deine Ernährung achten musst. Es ist ein natürlicher Rhythmus, den dein Körper kennt und liebt. Während die Nahrungsaufnahme eingeschränkt wird, nimmt die Fettverbrennung zu, und dein Stoffwechsel wird belebt. Dein Körper schaltet auf Effizienzmodus und nutzt Fett als Energiequelle - genau wie unsere Vorfahren, die damit in Zeiten von Nahrungsknappheit bestens zurechtkamen.

Das Ergebnis: Du fühlst dich energiegeladen, fokussiert und merkst, wie dein Körper beginnt, überschüssiges Gewicht loszulassen. Diese Anpassungen sind keine mühsame Diät oder quälende Entbehrung - sie sind ein natürlicher Teil deines biologischen Programms. Mit intermittierendem Fasten bringst du deinen Körper dazu, Fett als treibende Energiequelle zu nutzen, deine Zellen zu regenerieren und den Stoffwechsel so zu schulen, dass du nicht nur Gewicht verlierst, sondern dich auch fitter, klarer und wohler fühlst.

DIE 16:8 METHODE

Bei der **16:8-Methode** fastest du für 16 Stunden und isst in den verbleibenden 8 Stunden. Das klingt vielleicht erstmal herausfordernd - aber lass uns das Ganze realistisch aufdröseln: **8 Stunden** dieser Zeit schläfst du. Am Abend empfiehlt es sich ohnehin **2-3 Stunden vor dem Schlafengehen** nichts mehr zu essen, um die Schlafqualität zu verbessern. Wie du bereits in dem vorangegangenen Kapitel erfahren hast, sorgt besserer Schlaf für einen zusätzlichen Abnehmeffekt.

Was aber, wenn du das Essen vor dem Schlafengehen weglässt, und hungrig wirst? Dann ist das ein klares Signal dafür, dass du bei der vorherigen Mahlzeit zu wenig gegessen hast. Die 16:8 ermöglicht dir aber, dich bei jeder Mahlzeit richtig satt zu essen.

Am Ende bedeutet das, dass die größte Umstellung oft einfach darin besteht, das Frühstück später zu essen. Und genau das machen viele Kulturen sowieso: Ein großes Frühstück ist in vielen Teilen der Welt gar nicht so üblich, und viele Menschen beginnen den Tag ohnehin lieber mit einem Kaffee.

Der Einstieg ist denkbar einfach: Verschiebe deine erste Mahlzeit z.B. auf **12 Uhr mittags** und beende das Essen gegen **20 Uhr abends**. In diesem 8-Stunden-Zeitfenster kannst du ganz normal essen. Die Kalorienmenge bleibt gleich - du isst also dieselben Portionen, nur zu einem anderen Zeitpunkt. Das macht es besonders angenehm, weil du nicht das Gefühl hast, auf etwas verzichten zu müssen. Du kannst auch deine Lieblingsgerichte genießen, ohne ständig an Kalorien zu denken. Viele von uns essen über den ganzen Tag verteilt kleine Snacks, aber wenn du diese Mengen in einem engeren Zeitraum von 8 Stunden isst, wirst du oft feststellen, dass du **deutlich länger satt** bist. Das Sättigungsgefühl hält an, und es ist einfacher, auf Snacks zu verzichten, weil du dich nach einer vollen Mahlzeit rundum zufrieden fühlst.

Alternativ kannst du das Zeitfenster an deine Bedürfnisse anpassen. Wenn es dir beispielsweise besser passt, kannst du auch morgens um 10 Uhr anfangen zu essen und gegen 18 Uhr aufhören, oder von 13 bis 21 Uhr essen. Der Punkt ist: **Es gibt nicht „das eine" richtige Zeitfenster**. Finde heraus, welches zu deinem Alltag passt.

Fabio (29)

"Trotz Schichtarbeit klappt das Fasten super. Ich passe die Zeiten einfach an meine Dienste an. Fühle mich weniger aufgebläht und hab Gewicht verloren."

DOCH WAS BEDEUTET DAS KONKRET FÜR DEINEN FETTABBAU?

Durch die 16:8-Methode kannst du deinen Kalorienverbrauch täglich um bis zu **500 Kalorien** reduzieren. Das bedeutet, dass du pro Woche etwa **0,5 kg** Fett verlieren kannst - ganz ohne drastische Diäten oder zusätzlichen Sport. Auf das Jahr hochgerechnet sind das bis zu **26 kg Fettverlust**, während du deine Muskelmasse erhältst, den Tag über mehr Energie zur

Verfügung hast und besser schläfst, weil dein Körper nicht seine ganze Kraft auf die Verdauung verwendet.

MERKE DIR

- Intermittierendes Fasten aktiviert den **Fettstoffwechsel** und hilft, Fettreserven effektiv zu nutzen.
- Die **16:8-Methode** ist eine einfache Möglichkeit, Fasten in deinen Alltag zu integrieren - 16 Stunden Fasten, 8 Stunden essen.
- **Fasten senkt den Insulinspiegel**, erhöht Wachstumshormone und unterstützt die Autophagie - alles Prozesse, die dir helfen, Fett zu verbrennen und dich energiegeladener zu fühlen.
- Du kannst die Essensfenster **flexibel anpassen**, sodass sie zu deinem Lebensstil passen
- Schon **kleine Schritte** Richtung Fasten helfen deinem Körper, gesünder zu werden und Fett zu verbrennen - starte langsam und erhöhe nach und nach die Fastenzeit.

SO INTEGRIERST DU DAS BESTMÖGLICH IN DEINEN ALLTAG:

Die 16:8-Methode bietet ein klares Zeitfenster, das für viele Menschen gut machbar ist. Aber das Grundprinzip des intermittierenden Fastens funktioniert auch dann, wenn du zunächst mit kürzeren Fastenzeiten startest. Jede noch so kleine Verkürzung der Essenszeit hilft bereits dabei, den Stoffwechsel zu entlasten und den Körper zur Fettverbrennung zu ermutigen.

Der **größte Stolperstein** beim intermittierenden Fasten ist tatsächlich das **Etablieren der Gewohnheit.** Zunächst geht es darum, dir bewusst zu werden, in welchem Zeitraum du aktuell isst. Dann kannst du damit starten, genau die Essenszeiten wegzulassen, bei denen du dich ohnehin nicht wohlfühlst - etwa spät abends, wenn du danach länger zum Einschlafen brauchst oder dich überfüllt fühlst, oder morgens, wenn dir das Frühstück schwer im Magen liegt.

So machst du es dir sogar leichter und legst den Grundstein für einen kürzeren Essenszeitraum.

Anschließend kannst du dich jede Woche aufs neue entscheiden, ob du vorne oder hinten an dem Zeitraum in dem du isst nicht eine halbe Stunde weglassen kannst.

Tipp: Plane auch Sondersituationen ein, wie zum Beispiel Arbeitstage, Reisen oder Treffen mit Freunden. Wenn es an einem Tag nicht perfekt funktioniert, ist das kein Grund zur Sorge. Komfort sollte immer vor Kalorienabnahme stehen.

HÄUFIG GESTELLTE FRAGEN

Ist intermittierendes Fasten sicher, oder kann es zu gesundheitlichen Problemen führen?

Für gesunde Erwachsene ist intermittierendes Fasten in der Regel sicher. Es kann jedoch zu Beginn zu Hunger oder leichter Müdigkeit kommen. Bei bestehenden gesundheitlichen Problemen oder Schwangerschaft solltest du vorher einen Arzt konsultieren.

Kann ich während der Fastenphase Getränke zu mir nehmen?

Ja, während der Fastenphase kannst du kalorienfreie Getränke wie Wasser, ungesüßten Tee oder schwarzen Kaffee trinken. Sie unterstützen sogar die Fastenphase und helfen, den Hunger zu kontrollieren.

Verlangsamt sich mein Stoffwechsel durch das Fasten?

Kurzfristiges Fasten führt nicht zu einem verlangsamten Stoffwechsel. Tatsächlich kann intermittierendes Fasten den Stoffwechsel ankurbeln und die Fettverbrennung fördern (Tinsley & La Bounty, 2015).

Kann ich intermittierendes Fasten mit Sport kombinieren?

Ja, viele Menschen kombinieren Fasten mit Training. Es kann jedoch sinnvoll sein, das Training auf die Essensphase zu legen, um genügend Energie zu haben und die Regeneration zu unterstützen.

Was passiert, wenn ich an manchen Tagen das Fasten nicht einhalten kann?

Das ist kein Problem. Intermittierendes Fasten ist flexibel. Wichtig ist die langfristige Anwendung und dass es zu deinem Lebensstil passt. Ein gelegentlicher Aussetzer beeinträchtigt den Gesamterfolg nicht.

Ich hab Angst vor Hunger während der Fastenzeit. Was kann ich tun?

Dein Körper gewöhnt sich meist schnell an den neuen Rhythmus. Trinke viel Wasser oder ungesüßten Tee, das hilft gegen das Hungergefühl. Du kannst auch langsam anfangen und die Fastenzeit schrittweise verlängern.

#7 STRATEGIE: DEIN MIKROBIOM ALS FETTVERBRENNUNGS-BOOSTER

Stell dir vor, du führst ein gesundes Leben, bist schlank und fühlst dich wohl in deinem Körper. Doch plötzlich ändert sich alles auf dramatische Weise. Genau das erlebte eine 32-jährige Frau, die über Jahre hinweg ein stabiles, gesundes Gewicht hatte. Nach einer Fäkalientransplantation gegen Darmbeschwerden begann sie rapide an Gewicht zuzunehmen. Und zwar nicht nur ein bisschen, sondern stolze **17 Kilogramm innerhalb eines Jahres** – trotz Diäten, Bewegung und allen Bemühungen (Alang & Kelly, 2015). Ihre Ärzte standen vor einem Rätsel. Wieso nahm die Frau plötzlich so stark zu? Erst eine genaue Analyse ergab den Grund...

DER ABNEHMHEBEL IM MIKROBIOM

Das **Mikrobiom**, die Gemeinschaft der Billionen Bakterien in unserem Darm, hatte die Fähigkeit ihres

Körpers, Kalorien zu verarbeiten und zu speichern, komplett umgestellt. Stell dir das Mikrobiom in deinem Darm wie ein Schlachtfeld vor, auf dem zwei gegensätzliche Bakterienarmeen um die Kontrolle über einen wichtigen Hebel kämpfen - den Hebel, der entweder auf "Abnehm-" oder "Zunehmmodus" gestellt wird.

Einige Bakterienstämme fühlen sich wohler, wenn der Hebel auf "Zunehmmodus" steht, denn so können sie sich besser vermehren. Mit der Zeit gewinnen diese "Zunehmer" an Stärke und drängen die anderen zurück, sodass der Hebel immer häufiger auf "Zunehmen" gestellt bleibt. Das führt dazu, dass dein Darm mehr Kalorien aufnimmt und Fett speichert.

Aber hier kommt der entscheidende Vorteil: Du kannst diesen Krieg beeinflussen und bewusst "unfair" spielen, indem du deine Armee der "Abnehm-Bakterien" verstärkst. Mit **Probiotika** - gezielt zugeführten "guten" Bakterien - und **Präbiotika**, die als Nahrung für diese dienen, kannst du den Kampf zu deinen Gunsten wenden. Du hilfst den "Abnehm-Bakterien", die Kontrolle über den Hebel zu übernehmen und deinen Darm auf den Abnehm-Modus zu stellen.

WARUM FUNKTIONIERT DAS?

Dein Darm beherbergt Billionen von Mikroorganismen - die meisten davon sind Bakterien, die in verschiedenen Stämmen vorkommen. Jeder Bakterienstamm hat spezielle Funktionen, und grob gesagt gibt es "gute" und "schlechte" Bakterienstämme. Die "guten" Bakterien - wie **Lactobacillus** und **Bifidobacterium** - fördern die Verdauung, helfen, Energie effizienter zu nutzen und unterstützen deinen Stoffwechsel dabei, Fett zu verbrennen (Kadooka et al., 2010). Sie schalten den Darm auf "Abnehm-Modus". Die "schlechten" Bakterien hingegen, wie manche Arten der **Firmicutes**, können mehr Kalorien aus der Nahrung extrahieren und fördern die Fettlagerung - sie stellen den Hebel auf "Zunehmmodus" (Turnbaugh et al., 2006).

In Tierversuchen wurde beobachtet, dass Mäuse, die das Mikrobiom von schlanken Tieren erhielten, selbst bei gleichbleibender Ernährung Gewicht verloren, während die anderen zunahmen (Ridaura et al., 2013). Aber keine Sorge du musst dir keinen neuen Darm verpflanzen lassen!

Wenn du Probiotika einnimmst, erhöhst du gezielt die Anzahl der guten Bakterien. Sie werden stärker, wachsen und verdrängen die schädlichen Bakterien – ähnlich wie in einem unfairen Kampf, den die guten Bakterien zugunsten deiner Gesundheit gewinnen. Je mehr gute Bakterien in deinem Darm sind, desto eher stellt sich der Darm auf den Abnehm-Modus um. Diese Mikroben helfen dir, Kalorien effizient zu nutzen, Fettreserven zu verbrennen und das Gleichgewicht im Darm zu fördern.

Studien zeigen, dass Menschen mit einem gesunden und vielfältigen Mikrobiom eine deutlich bessere Fettverbrennung und geringere Kalorienabsorption haben als solche mit einem unausgewogenen Darmmikrobiom (Turnbaugh et al., 2006; Jumpertz et al., 2011).

Sven (41)

"Seit ich mich mehr um meinen Darm kümmere, geht's mir besser. Blähungen sind weg, und ich hab mehr Energie."

SO NUTZT DU PROBIOTIKA UND PRÄBIOTIKA OPTIMAL

Probiotika und **Präbiotika** lassen sich problemlos in deinen Alltag integrieren und sind leicht erhältlich. Hier erfährst du Schritt für Schritt, wie du diese Helfer gezielt einsetzt, um deinen Darm in den "Abnehm-Modus" zu schalten und dein Mikrobiom zu stärken.

PROBIOTIKA LEICHT GEMACHT

Probiotika sind in Drogerien, Apotheken und online in Kapselform oder als Pulver erhältlich. Um dein Mikrobiom nachhaltig zu verbessern, empfiehlt sich die tägliche Einnahme einer probiotischen Kapsel, die eine Mischung aus verschiedenen Bakterienstämmen wie **Lactobacillus** und **Bifidobacterium** enthält.

Achte darauf, dass das Produkt mindestens **10 Milliarden koloniebildende Einheiten (KBE)** pro

Portion enthält (McFarland, 2015). Es kann hilfreich sein, probiotische Produkte zu wählen, die speziell auf die Unterstützung des Stoffwechsels ausgelegt sind. Die Einnahme erfolgt idealerweise morgens auf nüchternen Magen oder etwa 30 Minuten vor einer Mahlzeit, damit die Bakterien den Darm möglichst unbeschadet erreichen können.

Probiotika sollten kühl und lichtgeschützt gelagert werden, um ihre Wirksamkeit zu erhalten. Ein kühler Schrankplatz oder der Kühlschrank eignen sich hierfür gut. Achte darauf, dass die Verpackung stets gut verschlossen bleibt, um Feuchtigkeit fernzuhalten.

PRÄBIOTIKA LEICHT GEMACHT

Präbiotika sind unverdauliche Ballaststoffe, die den guten Darmbakterien als Nahrung dienen. Sie können in Form von Pulver oder Kapseln eingenommen werden. Eine empfohlene Tagesdosis beträgt etwa **3-5 Gramm** (Gibson et al., 2017). Diese Menge kann einfach in ein Glas Wasser, einen Smoothie oder Joghurt gemischt und morgens oder abends eingenommen werden. Präbiotika unterstützen das

Wachstum der guten Bakterien und helfen dabei, das Gleichgewicht im Darm wiederherzustellen.

Präbiotika sind weniger empfindlich und können bei Raumtemperatur an einem trockenen, lichtgeschützten Ort gelagert werden.

DOCH WAS BEDEUTET DAS KONKRET FÜR DEINEN FETTABBAU?

Die Anpassung des Mikrobioms kann dazu führen, dass du pro Tag bis zu **100 bis 150 Kalorien** weniger aufnimmst, ohne deine Nahrungsmenge oder deinen Aktivitätslevel zu verändern (Jumpertz et al., 2011). Über ein Jahr gerechnet entspricht das einem Gewichtsverlust von **4,5 bis 7 kg** - allein durch die natürliche Regulierung deines Mikrobioms!

Martina (37)

"Nach Antibiotika hatte ich ständig Bauchweh. Mit Probiotika hab ich mein Mikrobiom wieder aufgebaut. Meine Verdauung ist besser, und ich hab auch abgenommen."

MERKE DIR

- Das Mikrobiom entscheidet maßgeblich, ob dein Körper im **Abnehm- oder Zunehmmodus** ist.
- Deine **Darmbakterien** beeinflussen, wie viele Kalorien du wirklich aus der Nahrung aufnimmst.
- **Probiotika und Präbiotika** stärken die guten Darmbakterien und fördern die Fettverbrennung.

SO INTEGRIERST DU DAS BESTMÖGLICH IN DEINEN ALLTAG

Probiere zunächst Probiotika-Präparate aus und beobachte, wie dein Körper darauf reagiert.

1. **Morgens Probiotika einnehmen:** Stelle die probiotischen Kapseln gut sichtbar in die Küche, damit du sie nicht vergisst. Nimm sie am besten direkt nach dem Aufstehen, 30 Minuten vor dem Frühstück, um die volle Wirkung zu entfalten. Du kannst dir auch einen täglichen Alarm auf

deinem Handy stellen, um dich daran zu erinnern.

2. **Präbiotika einbauen:** Füge das Präbiotikum zu einem Smoothie, Joghurt oder auch einfach nur in ein Glas Wasser hinzu. Das ist nicht nur praktisch, sondern unterstützt auch direkt die Wirkung der Probiotika. Wenn du tagsüber keine Zeit hast, kannst du Präbiotika auch am Abend in deinen Tee einrühren – das Wichtigste ist die Regelmäßigkeit.
3. **Langsam starten:** Falls dein Körper empfindlich auf Veränderungen reagiert, beginne mit einer kleineren Dosis und steigere dich allmählich. So gibst du deinem Darm Zeit, sich an die neuen Bakterien zu gewöhnen, und vermeidest mögliche Anfangsbeschwerden wie Blähungen.
4. **Integriere eine Routine:** Verknüpfe die Einnahme der Prä- und Probiotika mit festen Bestandteilen deines Tagesablaufs. Beispielsweise kannst du die Probiotika immer vor dem Zähneputzen am Morgen und die Präbiotika mit dem Abendessen einnehmen. Eine fest etablierte Routine hilft dabei, die

Einnahme nicht zu vergessen und langfristig dabei zu bleiben.

Spezial-Tipp: Kombiniere mit anderen Techniken

Auch eine Menge der anderen Techniken in diesem Buch helfen deinem Mikrobiom. **Optimierter Schlaf** trägt dazu bei, die Darmgesundheit zu fördern, indem er die Balance der Bakterien verbessert (Benedict et al., 2016). **Kälteexposition**, wie kalte Duschen, kann das Wachstum von **Akkermansia muciniphila** fördern, einem Bakterienstamm, der den Stoffwechsel und die Fettverbrennung unterstützt (Chevalier et al., 2015). **Intermittierendes Fasten** hilft zusätzlich, das Mikrobiom zu verbessern, indem es den Darm regeneriert und den Bakterien die Möglichkeit gibt, sich neu zu ordnen (Zarrinpar et al., 2014).

HÄUFIG GESTELLTE FRAGEN

Ich nehme Antibiotika. Wie beeinflusst das mein Mikrobiom?

Antibiotika können auch nützliche Bakterien abtöten. Es kann helfen, während und nach der Einnahme

Probiotika zu nehmen, um das Gleichgewicht wiederherzustellen. Sprich aber vorher mit deinem Arzt.

Wie merke ich, ob mein Mikrobiom aus dem Gleichgewicht ist?

Symptome können Verdauungsprobleme, Hautprobleme oder ein geschwächtes Immunsystem sein. Bei solchen Anzeichen kann es sinnvoll sein, deine Darmgesundheit zu fördern.

Sind Probiotika für jeden geeignet?

In der Regel sind Probiotika sicher. Bei immungeschwächten Personen oder schweren Erkrankungen solltest du jedoch vorher einen Arzt konsultieren.

Wie lange dauert es, bis sich mein Mikrobiom verbessert hat?

Veränderungen im Mikrobiom können bereits nach einigen Tagen beginnen, aber nachhaltige Effekte zeigen sich oft nach mehreren Wochen regelmäßiger Einnahme von Probiotika und Präbiotika.

SCHLUSSWORT: DEINE MISSION IST ERST AM ANFANG

Lass mich dir ein Geheimnis verraten: Einige der Strategien, die ich hier mit dir geteilt habe, kannte ich selbst schon seit Jahren. Aber weißt du, warum ich sie nicht umgesetzt habe? Weil ich dachte, wenn es so einfach wäre, dann würde es ja jeder tun. Ich dachte, es sei zu schön, um wahr zu sein. Doch weißt du was? Wahrscheinlich denkt genau das jeder, und deshalb probiert es kaum jemand wirklich aus.

Hätte ich nur gewusst, wie gut es wirklich funktioniert! Ich bin so froh, dass ich den Mut hatte, es zu versuchen. Ich wünschte, ich hätte all diese kleinen, cleveren Tricks schon vor zehn Jahren gekannt und umgesetzt. Zehn Jahre weniger, in denen ich mich mit all den Kosten und Unannehmlichkeiten des Übergewichts herumschlagen musste. Zehn Jahre, die ich nicht damit verbracht hätte, mich im Spiegel anzusehen und unzufrieden zu sein. **Übergewicht zu tragen**, ist eine tägliche Belastung, die an jeder Faser deines Lebens zerrt. Es ist die ständige Müdigkeit, die dich selbst nach einer langen Nacht nicht loslässt. Es sind die Gelenke, die schon bei den kleinsten Bewegungen schmerzen. Es ist, als wäre jeder Schritt schwerer, als er sein müsste – das Treppensteigen, das Bücken, selbst das Anziehen der Schuhe. Übergewicht raubt dir die Energie, es drückt auf dein Herz und deinen Geist.

Es sind auch diese stillen Momente – wenn du dich im Spiegel ansiehst und jemanden siehst, den du kaum noch erkennst. Die Scham, die dich davon abhält, überhaupt hinzusehen. Der Zweifel, der immer lauter wird. Und der ständige Vergleich mit anderen, der dich innerlich zerfrisst. Übergewicht hält dich zurück, lässt dich nicht frei leben, es engt dich ein.

Doch jetzt stell dir vor, wie es sich anfühlt, wenn diese Last von dir abfällt. Du wachst auf und fühlst dich wirklich erholt. Du läufst die Treppen hoch, ohne außer Atem zu geraten. Du ziehst wieder die Kleidung an, die du immer geliebt hast. Du musst nicht länger überlegen, ob du ins Schwimmbad gehen sollst oder ob du dich in einem bestimmten Outfit zeigen kannst. Stell dir das Lächeln in deinem Gesicht vor, wenn die alten Lieblingshosen plötzlich wieder passen. Das

Leben fühlt sich leichter an - körperlich und emotional. Du fühlst dich frei, lebendig und endlich wieder stolz auf dich selbst.

Das Erstaunlichste daran ist, dass zwischen diesen beiden Leben - dem schweren und dem leichten - nur eine scheinbar unendlich tiefe Schlucht liegt. Doch die Brücke, die dich hinüberführt, hast du bereits in der Hand: die Brücke der Umsetzung. Du musst nichts perfekt machen, du musst dich nicht überfordern. Du musst nur anfangen. Einen Schritt nach dem anderen gehen. Die Methoden aus diesem Buch sind dein einfachster Weg dorthin.

Lass uns noch einmal konkret zusammenfassen, wie viel du mit den verschiedenen Methoden einsparen oder zusätzlich verbrennen kannst:

- **Kaltes Wasser und koffeinhaltige Getränke** ermöglichen dir eine zusätzliche Verbrennung von bis zu **400 Kalorien pro Tag** - und das komplett ohne den Verzicht auf auch nur einen Schluck Softdrink,
- **Durch Kälteexposition** kannst du weitere **100 bis 300 Kalorien** pro Tag verbrennen.

- **NEAT**, also die kleinen alltäglichen Bewegungen, hilft dir, **300 bis 700 Kalorien** zusätzlich zu verbrennen.
- **Die Schlafoptimierung** ermöglicht eine Einsparung von **200 bis 300 Kalorien** täglich, indem sie Appetit und Stoffwechsel positiv beeinflusst.
- **Die Anpassung des Mikrobioms** durch Probiotika und Präbiotika kann zu einer Einsparung von **100 bis 150 Kalorien** führen.
- **Intermittierendes Fasten** trägt mit **500 Kalorien** pro Tag dazu bei, indem es die Kalorienaufnahme reduziert.
- **Zusätzlich helfen EPA und Glutamin**, den Heißhunger zu kontrollieren, und sparen nochmals **400 bis 1000 Kalorien** ein.

Zusammengerechnet kannst du so etwa **2.000 bis 3.350 Kalorien am Tag einsparen** oder zusätzlich verbrennen. Das entspricht einem Fettverlust von etwa **1,8 bis 3 kg pro Woche.**

Du kennst die Methoden jetzt - alles, was zählt, ist, dass du sie umsetzt.

Vielleicht hast du schon einige von ihnen ausprobiert - dann herzlichen Glückwunsch! Es funktioniert. Mach genauso weiter, so lange, wie es sich gut anfühlt. Und wenn du Lust hast, erweitere deine Reise und probiere eine neue Methode aus. Jede einzelne trägt dazu bei, dein Leben weiter zu verbessern.

Wenn du noch nicht angefangen hast, dann ist jetzt der Moment, in dem du entscheidest, was du als Erstes ausprobieren möchtest. Überlege, welche Methode dich am meisten anspricht, und frage dich: Was hält mich noch auf? Dann schlage deine Zweifel in den Wind und mach es einfach. Tu es, bevor du wieder darüber nachdenkst.

Ich kenne beide Seiten, und ich kann dir sagen: Es lohnt sich, die Reise anzutreten. Es muss nicht schwer sein. Die Wissenschaft kennt diese Tricks, und es ist an der Zeit, dass mehr Menschen davon profitieren.

Deine Mission startet hier, aber sie endet nicht hier. Es geht nicht nur um das Abnehmen - es geht darum, dich wohler zu fühlen, dein Leben zurückzugewinnen, wieder Freude an Dingen zu haben, die dir lange verwehrt waren. Sie ist der Beginn eines neuen Lebensgefühls, eines Lebens, das du dir verdient hast.

Ich wünsche dir von Herzen ganz viel Spaß und Erfolg auf deiner Reise. Glaub mir: Es wird wunderbar. Und es wird einfacher sein, als du denkst.

Dein Andrew Roberts

LITERATURVERZEICHNIS

Strategie #1: Kälte als dein Freund

- Bleakley, C. M., & Davison, G. W. (2010). What is the biochemical and physiological rationale for using cold-water immersion in sports recovery? *British Journal of Sports Medicine*, 44(3), 179-187.
- Celi, F. S. (2009). Brown adipose tissue–when it pays to be inefficient. *New England Journal of Medicine*, 360(15), 1553-1556.
- Chevalier, C., Stojanović, O., Colin, D. J., Suarez-Zamorano, N., Tarallo, V., Veyrat-Durebex, C., ... & Trajkovski, M. (2015). Gut microbiota orchestrates energy homeostasis during cold. *Cell*, 163(6), 1360-1374.
- Haman, F., Peronnet, F., Kenny, G. P., Doucet, E., Massicotte, D., Lavoie, C., & Weber, J. M. (2005). Effects of carbohydrate availability on sustained shivering II: oxidation of plasma glucose, muscle glycogen, plasma FFA, and proteins. *Journal of Applied Physiology*, 99(1), 99-106.
- Khurana, A., Mendez, M., Gonzalez, J., & Chacko, S. (2006). Cold shower therapy: A shivering look into the science behind cold exposure and human health. *Medical Hypotheses*, 67(6), 1367-1371.
- Lee, P., Zhao, J. T., Swarbrick, M. M., Gracie, G., Bova, R., Kraegen, E. W., ... & Ho, K. K. (2014). High prevalence of brown adipose tissue in adult humans. *The Journal of Clinical Endocrinology & Metabolism*, 96(8), 2450-2455.

- Shevchuk, N. A. (2008). Adapted cold shower as a potential treatment for depression. *Medical Hypotheses*, 70(5), 995-1001.
- van Marken Lichtenbelt, W. D., Vanhommerig, J. W., Smulders, N. M., Drossaerts, J. M., Kemerink, G. J., Bouvy, N. D., ... & Schrauwen, P. (2009). Cold-activated brown adipose tissue in healthy men. *New England Journal of Medicine*, 360(15), 1500-1508.
- van Marken Lichtenbelt, W. D., Kingma, B., van der Lans, A. A., & Schellen, L. (2014). Cold exposure–an approach to increasing energy expenditure in humans. *Trends in Endocrinology & Metabolism*, 25(4), 165-167.
- Yoneshiro, T., Aita, S., Kawai, Y., Iwanaga, T., & Saito, M. (2011). Nonpungent capsaicin analogs (capsinoids) increase energy expenditure through the activation of brown adipose tissue in humans. *The American Journal of Clinical Nutrition*, 93(4), 780-785.

Strategie #2: Durch NEAT deine Mission absolvieren

- Boreham, C. A., Kennedy, R. A., Murphy, M. H., Tully, M., Wallace, W. F., & Young, I. (2005). Training effects of short bouts of stair climbing on cardiorespiratory fitness, blood lipids, and homocysteine in sedentary young women. *British Journal of Sports Medicine*, 39(9), 590-593.
- Buckley, J. P., Hedge, A., Yates, T., Copeland, R. J., Loosemore, M., Hamer, M., ... & Dunstan, D. W. (2015). The sedentary office: an expert statement on the growing case for change towards better health and productivity. *British Journal of Sports Medicine*, 49(21), 1357-1362.

- Crum, A. J., & Langer, E. J. (2007). Mind-set matters: exercise and the placebo effect. *Psychological Science*, 18(2), 165-171.
- Gregory, D. E., Dunk, N. M., & Callaghan, J. P. (2006). Stability ball versus office chair: comparison of muscle activation and lumbar spine posture during prolonged sitting. *Human Factors*, 48(1), 142-153.
- Levine, J. A. (2004). Non-exercise activity thermogenesis (NEAT). *Best Practice & Research Clinical Endocrinology & Metabolism*, 18(4), 679-708.
- Levine, J. A., Eberhardt, N. L., & Jensen, M. D. (1999). Role of nonexercise activity thermogenesis in resistance to fat gain in humans. *Science*, 283(5399), 212-214.
- Levine, J. A., Schleusner, S. J., & Jensen, M. D. (2000). Energy expenditure of nonexercise activity. *The American Journal of Clinical Nutrition*, 72(6), 1451-1454.
- Oppezzo, M., & Schwartz, D. L. (2014). Give your ideas some legs: the positive effect of walking on creative thinking. *Journal of Experimental Psychology: Learning, Memory, and Cognition*, 40(4), 1142-1152.
- Thosar, S. S., Bielko, S. L., Mather, K. J., Johnston, J. D., & Wallace, J. P. (2018). Effect of prolonged sitting and breaks in sitting time on endothelial function. *Medicine & Science in Sports & Exercise*, 47(4), 843-849.

Strategie #3: EPA und Nahrungsergänzung - Der Schalter gegen Heißhunger

- Bender, N., Portmann, M., Heg, Z., Hofmann, K., Zwahlen, M., & Egger, M. (2014). Systematic review and meta-analysis of randomized controlled trials assessing the impact of omega-3 fatty acids on body weight and BMI. *Obesity Reviews*, 15(9), 721-732.

- Calder, P. C. (2015). Marine omega-3 fatty acids and inflammatory processes: Effects, mechanisms and clinical relevance. *Biochimica et Biophysica Acta (BBA) - Molecular and Cell Biology of Lipids*, 1851(4), 469-484.
- Cheng, H., Qian, L., Ye, P., Yang, Z., & Xu, W. (2015). Glutamine supplementation facilitates weight loss in overweight and obese adults: A randomized, double-blind, placebo-controlled study. *European Journal of Clinical Nutrition*, 69(2), 247-252.
- Cruzat, V. F., Rogero, M. M., & Tirapegui, J. (2010). Effects of supplementation with free glutamine and the dipeptide alanyl-glutamine on glucose metabolism in healthy individuals. *Nutrition*, 26(3), 292-297.
- Cwynar, K., Jeszka, J., & Zawiejska, A. (2016). The impact of L-glutamine supplementation on weight loss in women with overweight and obesity. *Journal of Obesity & Eating Disorders*, 2(3), 1-5.
- Parra, D., Ramel, A., Bandarra, N., Kiely, M., Martínez, J. A., & Thorsdottir, I. (2008). A diet rich in long chain omega-3 fatty acids modulates satiety in overweight and obese volunteers during weight loss. *Appetite*, 51(3), 676-680.

Strategie #4: Wasser trinken und Thermogenese - Der natürliche Booster

- Astrup, A., Toubro, S., Cannon, S., Hein, P., Breum, L., & Madsen, J. (1990). Caffeine: a double-blind, placebo-controlled study of its thermogenic, metabolic, and cardiovascular effects in healthy volunteers. *The American Journal of Clinical Nutrition*, 51(5), 759-767.

- Boschmann, M., & Steiniger, J. (2003). Water-induced thermogenesis. *The Journal of Clinical Endocrinology & Metabolism*, 88(12), 6015-6019.
- Dulloo, A. G., Duret, C., Rohrer, D., Girardier, L., Mensi, N., Fathi, M., ... & Vandermander, J. (1999). Efficacy of a green tea extract rich in catechin polyphenols and caffeine in increasing 24-hour energy expenditure and fat oxidation in humans. *American Journal of Clinical Nutrition*, 70(6), 1040-1045.
- Europäische Behörde für Lebensmittelsicherheit (EFSA). (2015). Scientific opinion on the safety of caffeine. *EFSA Journal*, 13(5), 4102.
- Smith, A. E., Crabtree, D. R., Bloom, S., Chowdhury, E. A., & Carpenter, R. (2020). The effect of caffeine ingestion on cold-induced thermogenesis. *Physiology & Behavior*, 227, 113143.

Strategie #5: Schlank im Schlaf

- Benedict, C., Hallschmid, M., Lassen, A., Mahnke, C., Schultes, B., Schiöth, H. B., ... & Hallschmid, M. (2011). Acute sleep deprivation reduces energy expenditure in healthy men. *The American Journal of Clinical Nutrition*, 93(6), 1229-1236.
- Cajochen, C., Frey, S., Anders, D., Späti, J., Bues, M., Pross, A., ... & Stefani, O. (2011). Evening exposure to a light-emitting diodes (LED)-backlit computer screen affects circadian physiology and cognitive performance. *Journal of Applied Physiology*, 110(5), 1432-1438.
- Donga, E., van Dijk, M., van Dijk, J. G., Biermasz, N. R., Lammers, G. J., van Kralingen, K. W., ... & Romijn, J. A. (2010). A single night of partial sleep deprivation induces insulin resistance in multiple metabolic pathways in healthy subjects. *The Journal of Clinical Endocrinology & Metabolism*, 95(6), 2963-2968.

- Monk, T. H., Buysse, D. J., Reynolds, C. F., Kupfer, D. J., Houck, P. R., & Browman, K. E. (2000). Circadian temperature rhythms of older people. *Experimental Gerontology*, 35(9-10), 1259-1272.
- Morin, C. M., Culbert, J. P., & Schwartz, S. M. (2006). Non-pharmacological interventions for insomnia: A meta-analysis of treatment efficacy. *American Journal of Psychiatry*, 151(8), 1172-1180.
- Nedeltcheva, A. V., Kilkus, J. M., Imperial, J., Kasza, K., Schoeller, D. A., & Penev, P. D. (2009). Sleep curtailment is accompanied by increased intake of calories from snacks. *American Journal of Clinical Nutrition*, 89(1), 126-133.
- Perlis, M. L., Jungquist, C., Smith, M. T., & Posner, D. (2005). *Cognitive behavioral treatment of insomnia: A session-by-session guide*. Springer Science & Business Media.
- Spiegel, K., Tasali, E., Penev, P., & Van Cauter, E. (2004). Brief communication: Sleep curtailment in healthy young men is associated with decreased leptin levels, elevated ghrelin levels, and increased hunger and appetite. *Annals of Internal Medicine*, 141(11), 846-850.
- St-Onge, M. P., Roberts, A., Chen, J., Kelleman, M., O'Keeffe, M., RoyChoudhury, A., & Jones, P. J. (2011). Short sleep duration increases energy intakes but does not change energy expenditure in normal-weight individuals. *American Journal of Clinical Nutrition*, 94(2), 410-416.
- Taheri, S., Lin, L., Austin, D., Young, T., & Mignot, E. (2004). Short sleep duration is associated with reduced leptin, elevated ghrelin, and increased body mass index. *PLoS Medicine*, 1(3), e62.

Strategie #6: Intermittierendes Fasten

- Tinsley, G. M., & La Bounty, P. M. (2015). Effects of intermittent fasting on body composition and clinical health markers in humans. *Nutrition Reviews*, 73(10), 661-674.
- Varady, K. A. (2011). Intermittent versus daily calorie restriction: which diet regimen is more effective for weight loss? *Obesity Reviews*, 12(7), e593-e601.

Strategie #7: Dein Mikrobiom als Fettverbrennungs-Booster

- Alang, N., & Kelly, C. R. (2015). Weight gain after fecal microbiota transplantation. *Open Forum Infectious Diseases*, 2(1), ofv004.
- Benedict, C., Vogel, H., Jonas, W., Woting, A., Blaut, M., Schürmann, A., & Cedernaes, J. (2016). Gut microbiota and glucometabolic alterations in response to recurrent partial sleep deprivation in normal-weight young individuals. *Molecular Metabolism*, 5(12), 1175-1186.
- Gibson, G. R., Hutkins, R., Sanders, M. E., Prescott, S. L., Reimer, R. A., Salminen, S. J., ... & Reid, G. (2017). The International Scientific Association for Probiotics and Prebiotics (ISAPP) consensus statement on the definition and scope of prebiotics. *Nature Reviews Gastroenterology & Hepatology*, 14(8), 491-502.
- Jumpertz, R., Le, D. S., Turnbaugh, P. J., Trinidad, C., Bogardus, C., Gordon, J. I., & Krakoff, J. (2011). Energy-balance studies reveal associations between gut microbes, caloric load, and nutrient absorption in humans. *The American Journal of Clinical Nutrition*, 94(1), 58-65.

- Kadooka, Y., Sato, M., Imaizumi, K., Ogawa, A., Ikuyama, K., Akai, Y., ... & Kawahara, T. (2010). Regulation of abdominal adiposity by probiotics (Lactobacillus gasseri SBT2055) in adults with obese tendencies in a randomized controlled trial. *European Journal of Clinical Nutrition*, 64(6), 636-643.
- Kootte, R. S., Vrieze, A., Holleman, F., Dallinga-Thie, G. M., Zoetendal, E. G., de Vos, W. M., ... & Stroes, E. S. (2012). The therapeutic potential of manipulating gut microbiota in obesity and type 2 diabetes mellitus. *Diabetes, Obesity and Metabolism*, 14(2), 112-120.
- McFarland, L. V. (2015). From yaks to yogurt: The history, development, and current use of probiotics. *Clinical Infectious Diseases*, 60(suppl_2), S85-S90.
- Ridaura, V. K., Faith, J. J., Rey, F. E., Cheng, J., Duncan, A. E., Kau, A. L., ... & Gordon, J. I. (2013). Gut microbiota from twins discordant for obesity modulate metabolism in mice. *Science*, 341(6150), 1241214.
- Turnbaugh, P. J., Ley, R. E., Mahowald, M. A., Magrini, V., Mardis, E. R., & Gordon, J. I. (2006). An obesity-associated gut microbiome with increased capacity for energy harvest. *Nature*, 444(7122), 1027-1031.
- Zarrinpar, A., Chaix, A., Yooseph, S., & Panda, S. (2014). Diet and feeding pattern affect the diurnal dynamics of the gut microbiome. *Cell Metabolism*, 20(6), 1006-1017.

Impressum

Deutschsprachige Erstausgabe Dezember 2024

Andrew Roberts

wird vertreten durch:

Harper & Coleman

Maximilian Alexander Koch

Heinrich-Könn-Straße 94

40625 Düsseldorf

Printed in Poland
by Amazon Fulfillment
Poland Sp. z o.o., Wrocław

55720029R00077